中医适宜技术操作入门丛书

图解

艾灸疗法

总 主 编　张伯礼

副总主编　郭　义　王金贵

主　编　张　磊　耿连岐

中国医药科技出版社

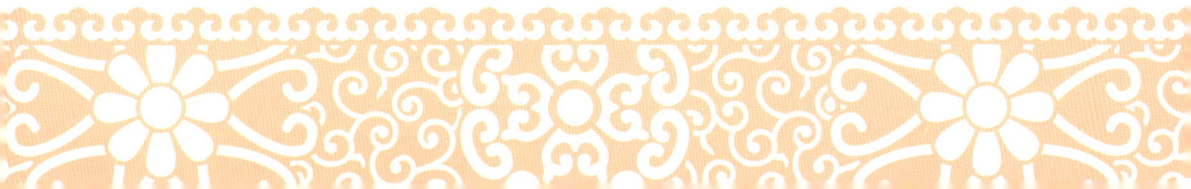

内容提要

本着"看得懂、学得会、用得上"的编写原则，本书重点突出艾灸疗法的临床操作技术及相关知识。全书图文并茂，更配以操作视频，用二维码的形式附于正文相应位置，方便实用，真正实现"看得见的操作、听得见的讲解"。适于广大针灸临床工作者、基层医师及中医爱好者参考阅读。

图书在版编目（CIP）数据

图解艾灸疗法 / 张磊，耿连岐主编 . — 北京：中国医药科技出版社，2018.1
（中医适宜技术操作入门丛书）
ISBN 978-7-5067-9718-4

Ⅰ . ①图⋯　Ⅱ . ①张⋯②耿⋯　Ⅲ . ①艾灸—图解　Ⅳ . ① R245.81-64

中国版本图书馆 CIP 数据核字（2017）第 275123 号

本书视频音像电子出版物专用书号：

ISBN 978-7-88728-206-4

9 787887 282064 >

美术编辑　陈君杞
版式设计　也　在

出版　中国医药科技出版社
地址　北京市海淀区文慧园北路甲 22 号
邮编　100082
电话　发行：010 - 62227427　邮购：010 - 62236938
网址　www.cmstp.com
规格　710 × 1000mm $^1/_{16}$
印张　10 $^1/_2$
字数　160 千字
版次　2018 年 1 月第 1 版
印次　2018 年 1 月第 1 次印刷
印刷　北京盛通印刷股份有限公司
经销　全国各地新华书店
书号　ISBN 978-7-5067-9718-4
定价　**32.00 元**

王序

中医药是中国古代科学技术的瑰宝，是打开中华文明宝库的钥匙。一直以来，中医药以独特的理论、独特的技术在护佑中华民族健康中发挥着独特的作用。正如习近平总书记在全国卫生与健康大会上所强调的，中医药学是我国各族人民在长期生产、生活和同疾病做斗争中逐步形成并不断丰富发展的医学科学，是我国具有独特理论和技术方法的体系。

"千淘万漉虽辛苦，吹尽狂沙始见金。"从针刺到艾灸，从贴敷到推拿，从刮痧到拔罐，这些技术经过历史的筛选，成为中医药这个宝库中的珍宝，以其操作便捷、疗效独特、安全可靠受到历代医家的青睐，并深深地融入人民群众的日常生活中。这些独特的技术不仅成为中医药独特的标识基因，更成为人民群众养生保健、疗病祛疾的重要选择。

党的十八大以来，以习近平同志为核心的党中央把中医药提升到国家战略高度、作为建设健康中国的重要内容，提出了一系列振兴发展中医药的新思想、新论断、新要求，谋划和推进了一系列事关中医药发展的重大举措，出台了《中华人民共和国中医药法》，印发了《中医药发展战略规划纲要（2016—2030年）》，建立了国务院中医药工作部际联席会议制度，发表了《中国的中医药》白皮书，推动中医药从认识到实践的全局性、深层次的变化。

刚刚胜利闭幕的党的十九大，作出了"坚持中西医并重，传承发展中医药事业"的重大部署，充分体现了以习近平同志为核心的党中央对中医药工作的高度重视和亲切关怀。这为我们在新时代推进中医药振兴发展提供了遵循、指明了方向。

习近平总书记指出，坚持中西医并重，推动中医药与西医药协调发展、相互补充，是我国卫生与健康事业的显著优势。近年来，我们始终坚持以人民为中心的发展思想，按照深化医改"保基本、强基层、建机制"的要求，在基层建立中医馆、国医堂，大力推广中医适宜技术，提升基层中医药服务能力。截至 2016 年底，97.5% 的社区卫生服务中心、94.3% 的乡镇卫生院、83.3% 的社区卫生服务站和 62.8% 的村卫生室能够提供中医药服务。"十三五"以来，我们启动实施了基层中医药服务能力提升工程"十三五"行动计划，把大力推广中医适宜技术作为工作重点，并提出了新的更高的要求。

在世界中医药学会联合会中医适宜技术评价与推广委员会、中国健康传媒集团和天津中医药大学的大力支持下，张伯礼院士、郭义教授组织专家对 21 种中医适宜技术进行了系统梳理，包括拔罐疗法、推拿罐疗法、皮肤针疗法、火针疗法、刮痧疗法、耳针疗法、电针疗法、水针疗法、微针疗法、皮内针疗法、子午流注针法、刺络放血疗法、穴位贴敷疗法、穴位埋线疗法、艾灸疗法、自我康复推拿、小儿推拿、推拿功法、伤科病推拿、内科病推拿、食养食疗法，从基础理论、技法介绍、临床应用等方面详细加以阐述，编纂成《中医适宜技术操作入门丛书》。该丛书理论性、实用性、指导性都很强，语言通俗，图文并茂，还配有操作视频，适合基层医务工作者和中医爱好者学习使用。

希望这套丛书能够让中医适宜技术"飞入寻常百姓家"，更好地造福人民群众健康，为健康中国建设作出贡献。

国家卫生计生委副主任
国家中医药管理局局长
中华中医药学会会长
2017 年 10 月

张序

2016年8月，全国卫生与健康大会在北京召开。这是新世纪以来，具有里程碑式的卫生工作会议，吹响了建设健康中国的号角。习近平总书记出席会议并发表重要讲话。他强调，没有全民健康，就没有全面小康。要把人民健康放在优先发展的战略地位，以普及健康生活、优化健康服务、完善健康保障、建设健康环境、发展健康产业为重点，加快推进健康中国建设，为用中国式办法解决世界医改难题进行了具体部署。

习近平总书记指出，在推进健康中国建设的过程中，要坚持中国特色卫生与健康发展道路。预防为主，中西医并重，推动中医药和西医药相互补充、协调发展，努力实现中医药健康养生文化的创造性转化、创新性发展。中医药要为健康中国建设贡献重要力量。

中医药学是中华民族在长期生产与生活实践中认识生命、维护健康、战胜疾病的经验总结，是中国特色卫生与健康的战略资源。广大人民群众在数千年的医疗实践中，积累了丰富的防病治病经验与方法，形成了众多有特色的中医实用适宜技术。前几十年，由于以药养医引致过度检查、过度医疗，使这些适宜技术被忽视，甚至丢失。这些技术简便验廉，既可以治病，也可以防病保健；既可以在医院使用，也可以在社区家庭应用，在健康中国的建设中大有可为，特别是对基层医疗单位具有重要的实用价值。

记得 20 世纪六七十年代有一本书，名为《赤脚医生手册》，这本深紫色塑料皮封面的手册，出版后立刻成为风靡全国的畅销书，赤脚医生几乎人手一册。从常见的感冒发热、腹泻到心脑血管疾病和癌症；从针灸技术操作、中草药到常用西药，无所不有。在长达 30 年的岁月里，《赤脚医生手册》不仅在经济不发达的缺医少药时代为我们国家培养了大量赤脚医生和基层工作人员，解决了几亿人的医疗问题，立下汗马功劳，这本书也可以说是全民健康指导手册。

编写一套类似《赤脚医生手册》的中医适宜技术丛书是我多年的夙愿。现在在医改深入进程中，恰逢其时。因此，我们组织天津中医药大学有关专家，在世界中医药学会联合会中医适宜技术评价和推广委员会、中国针灸学会刺络与拔罐专业委员会的大力协助下，在中国医药科技出版社的支持策划下，对千百年来医家用之有效、民间传之已久的一些中医适宜技术做了比较系统的整理，并结合医务工作者的长期实践经验，精心选择了 21 种中医适宜技术，编撰了这套《中医适宜技术操作入门丛书》。

丛书总体编写的原则是：看得懂，学得会，用得上。所选疗法疗效确实，安全性好，针对性强，重视操作，力求实用，配有技术操作图解，清晰明了，图文并茂，并把各技术操作方法及要点拍成视频，扫二维码即可进入学习。本丛书详细介绍了各种技术的操作要领、操作流程、适应证和注意事项，以及这些技术治疗的优势病种，使广大读者可以更直观地学习，可供各级医务工作者及广大中医爱好者选择使用。当然，书中难免会有疏漏和不当之处，敬请批评指正，以利再版修正。

中国工程院院士

天津中医药大学校长

中国中医科学院院长

2017 年 7 月

前言

中医是中华民族在长期的生产与生活实践中认识生命、维护健康、战胜疾病的宝贵经验总结。广大人民群众在数千年的医疗实践中积累了丰富的防病治病的方法，从而形成了众多中医特有的实用疗法。它们是我国传统医学宝库中的一大瑰宝，也是中医学的重要组成部分。

为了继承和发扬这些中医特有的宝贵经验，普及广大民众的医学保健知识，满足广大民众不断增长的自我保健需求，中国医药科技出版社和世界中医药学会联合会组织有关专家，根据中医药理论，对千百年来民间传之已久、医家用之于民、经实践反复验证而使用至今的一些中医实用技术做了系统整理，并结合医务工作者们的长期实践经验，精心选择了21种中医实用疗法，编撰了这套《中医适宜技术操作入门丛书》。

本丛书所选疗法疗效确实，针对性强，有较高的实用价值。本着"看得懂，学得会，用得上"的原则，我们在编写过程中重视实用和操作，文中配有操作技术的图解，语言表达生动具体、清晰明了，力求做到图文并茂，并把各技术操作方法及要点拍成视频，主要阐述它们的技术要领、规程、适应证和注意事项，使广大读者可以更直观更简便地学习各种技术的具体操作流程。这些适宜技术不但能够保健治病，在关键时刻还可以救急保命，具有疗效显著、取材方便、经济实用、操作简便、不良反应少等特点，非常适合基层医疗机构推广普及，有的疗法老百姓也可以在医生的指导下用来自我治病和保健。

本丛书在编写过程中得到了世界中医药学会联合会和中国医药科技出版社的大力支持，中医界众多同道也提出了许多有建设性的建议和指导，由于条件有限，未能一一列出，在此我们深表谢意。由于编者水平有限，书中难免会有疏漏和不当之处，敬请批评指正。

丛书编委会

2017 年 7 月

说明 | 编写

中医药是我国独特的卫生资源，随着现代社会发展日新月异，人民群众对中医药服务的需求日益突显，这就要求我们广大医务工作者要一如既往、坚持不懈地继承、发扬好传统中医药优势，促进中医药事业健康蓬勃发展。

艾灸疗法作为中医学的重要组成部分，历史悠久，是经过长期临床实践证实的一种行之有效的、独特的中医外治法。《黄帝内经·灵枢》记载"针所不为，灸之所宜"，突出了艾灸疗法的重要地位。艾灸疗法以中医整体观念和辨证论治为基础，通过艾灸刺激体表穴位，以外达内，激发人体经气，调理气血阴阳平衡，从而达到内病外治、祛病健身的功效。

本书分为基础篇、技法篇、临床篇，分别介绍了艾灸疗法机制原理、应用范围、注意事项，以及临床常见疾病的选穴和具体治疗操作方法。书中所选病种均为临床常见病、多发病，主要包括内科、外科、骨科、妇科、儿科、五官科、皮肤科及养生保健等。本书的编写参考了中医经典、现行普通高等教育国家级规划教材、中国国家标准化管理委员会制定的"腧穴名称与定位"标准（2006-12-1）及大量近年来艾灸疗法文献，图文并茂、条理清晰、通俗易懂、简便易行，融科学性、实用性于一体，适合广大基层医务工作者及中医爱好者阅读参考。

本书旨在弘扬中医文化，为推广和普及中医传统疗法贡献力量，限于编者水平有限，本书编写难免存在疏漏及不当之处，敬请读者批评指正。

编　者

2017 年 6 月

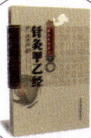

目录
CONTENTS

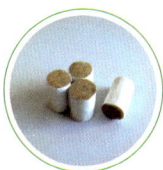

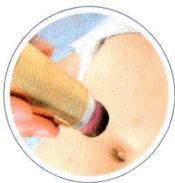

临床篇

图解
艾灸疗法
TUJIE
AIJIU
LIAOFA

临床篇

艾灸疗法

是中国劳动人民长期与疾病斗争实践

中总结出来的一种安全、方便、经济、有效

的外治方法，有着极为悠久的历史。历经无数次

的实践、认识、再实践、再认识的发展过程，艾灸

疗法得到了不断发展和完善。艾灸疗法是以中医经典

理论为基础，以"整体观念"和"辨证论治"为原

则，根据经络学说，选取相应的腧穴，进行艾灸治

疗，通过艾灸对腧穴的刺激，发挥经络系统整

体调节作用，从而发挥调和阴阳、扶正祛

邪、疏通经络等作用，达到预防及

治疗疾病的目的。

基础篇

第一章 艾灸疗法的发展历史

第一节 在我国的发展

战国至秦汉

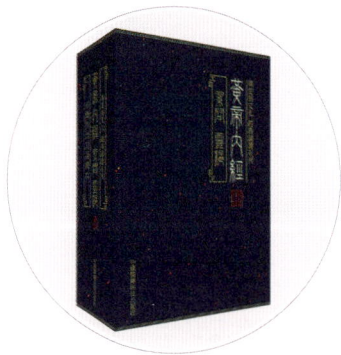

图 1-1-1 《黄帝内经》

《黄帝内经》（图 1-1-1）是我国现存最早的医学理论专著，其记载了灸法的起源、施灸方法及适应证。在春秋战国，灸法被应用于临床。灸法的完整理论体系形成于先秦，1973 年长沙市马王堆三号汉墓出土的《足背十一脉灸经》和《阴阳十一脉灸经》记载了灸法，说明灸法此时已具备较为完整的理论和丰富的临床经验。《灵枢·官能》指出："针所不为，灸之所宜。"《素问·异法方宜论篇》记载："北方者，天地所闭藏之域也，其地高陵居，风寒冰冽，其民乐野处而乳食，脏寒生满病，其治宜灸焫。"《灵枢·经脉》曰："陷下则灸之。"《素问·骨空论篇》曰："灸寒热之法，先灸项大椎"，"失枕……灸脊中"。《灵枢·癫狂》曰："治癫疾者，……灸穷骨二十壮。"

《灵枢·背腧》中强调"灸之则可，刺之则不可。气盛则泻之，虚则补之"。《素问·血气形志篇》曰："形乐志苦，病生于脉，治之以灸刺。"《灵枢·经水》曰："其治以针艾……"《孟子·离娄》曾记载："今人欲王者，犹七年之病，求三年之艾也。"

汉代张仲景的《伤寒论》记载了灸法对少阴病的治疗作用，提到"少阴病，吐利，……脉不至者，灸少阴七壮"等，还推崇灸与药并用。《汉书·艺文志》中记载"箴、石、汤、火"，可见火灼是古代治病四法之一。三国时期王曹翕著《曹氏灸方》七卷是一部灸疗专著，记载了灸法的禁忌。

晋唐宋元

西晋皇甫谧所著《针灸甲乙经》（图1-1-2）是我国现存最早的针灸专著，详细记载了灸法及禁忌、病因病理及各病的灸法取穴，"盛则泻之，虚则补之，紧则先刺之而后灸之"，"陷下者则从灸之。陷下者，其脉血结于中，中有着血则血寒，故宜灸"，"络满经虚，灸阴刺阳，经满络虚，刺阴灸阳"。晋代葛洪所著《肘后备急方》记载了灸法治疗霍乱吐利及急救，开创灸治急症的先河，且首次提出隔物灸法。南北朝民间盛行灸法，《南史·齐本纪第四》记载有"贵贱争取之，多得其验。二十余日，都下大盛。咸云圣火，诏禁之不止，火灸至七炷而疾愈"。

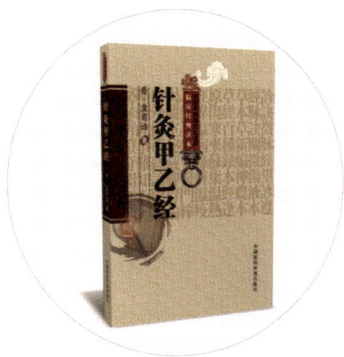

图1-1-2 《针灸甲乙经》

至唐代，灸法已经开始作为一门独立学科，并有专门的灸师。孙思邈的《备急千金要方》和《千金翼方》，提倡针灸并用，加强灸量，施灸可达几百壮，并在《千金方》记载艾灸和药物结合使用，如隔蒜灸、豆豉灸、黄蜡灸、隔盐灸、黄土灸等。《千金要方·七窍病下》中记载以"筒灸"治疗耳疾，开辟了利用器械进行灸疗的先河，是最早温筒灸的雏形。《千金翼方》发展使用竹茹为灸材。王焘在《外台秘要·中风及诸风方一十四首》指出："圣人以为风是百病之长，深为可犹，故避风如避矢。是以御风邪以汤药、针灸、蒸熨，随用一法，皆能愈疾。至于火艾，特有奇能，虽曰针、汤、散，皆所不及，灸为其最要。"崔知悌《骨蒸病灸方》记载了灸法治疗痨病。

宋代出现了许多灸疗专著，使灸法进一步发展，《小儿明堂针灸经》《膏肓俞穴灸法》《西方子明堂灸经》扩展了灸法的内容。宋代的许多医籍记载了"天灸"或"自灸"。窦材的《扁鹊心书》记载有"睡圣散"，为最早的灸法麻醉，他主张常灸关元、中脘、命门、气海以保百年长寿。

元代胡元庆的《痈疽神秘灸经》是灸治痈疽的专著，提出"审受其证之经，灸其应证之穴"，使气血通畅，隧道得以疏通，痈疽自愈。窦桂芳《黄帝明堂灸经》记载了大量灸疗经验，并指出灸疗所用点火之木忌松木、柏木、竹木、榆木、桑木、枣木、枳木、橘木等。刘守真提出实热证也可用灸。朱丹溪认为灸可拔引热毒、阳生阴长，灸法可攻可补，补充热病可灸。罗天益提到灸中脘、气海、足三里可调脾胃，补元气。

明代灸疗得到空前发展。灸疗形式更适合临床，有"桑枝灸""神针火灸""灯火灸""阳燧灸"的记载，丰富了灸法的种类。陈实功在《外科正宗》曰："不论阴阳、表里、寒热、虚实，俱当先灸"，灸治痈疽贵有度，"不痛灸至痛，疼灸不疼时"。李时珍在《本草纲目》（图1-1-3）中多处提到艾和艾灸的用途及灸法，曰："艾灸用之则透诸经，而治百种病邪，其沉疴之人为康泰，其功大矣。"

清代吴亦鼎《神灸经论》是一部灸疗学专著，是灸法发展的又一里程碑式著作。吴谦《医宗金鉴》提出刺灸心法要诀。李学川在《针灸逢源》中记载了灸法治疗外科疾病。

明清

新中国成立后，我国在医疗、科研、教学等领域开展灸法研究，建立灸疗科及灸法研究所，促进了灸法的繁荣发展。近年来，国家不断推进中医药发展，艾灸疗法迎来了发展与创新的新契机，在基础和临床研究领域均取得了累累硕果。如在灸法的效应规律与机制研究方面有了新的进展，确立了艾灸优势病种，进一步明确相应病证的量化治疗，形成施灸标准化方案，进一步提高灸法的临床疗效，使艾灸疗法进一步推广和应用于临床，造福于广大人民群众。

新中国

第二节 在世界其他国家的发展

公元562年秋8月，吴人知聪携《明堂图》等医书一百六十卷越海东渡，将我国的针刺艾灸疗法传入日本。公元608年日本推古天皇遣药师惠日、倭汉直、福因等来中国学习医学。我国的医学传入朝鲜约在公元5世纪。公元692年，古朝鲜医学教育以《针灸甲乙经》《针经》《明堂经》等教授学生。朝鲜和日本把针灸作为他们传统医学的重要部分保留至今。以后艾灸疗法又传到东南亚、印度以及欧洲。艾灸疗法以其简、便、易、廉的优势在各国中医诊所广泛开展。

近年来，国内外对艾灸的药性作用、物理作用、局部(包括穴位)作用，艾灸对免疫系统、神经－内分泌－免疫网络系统、血液循环系统以及艾灸对机体代谢的调节等方面进行了广泛的研究。国内偏重于临床治病机制的研究，而国外尤其是日本更侧重于施灸材料等基础的研究。

在日本，有研究认为艾的主要成分是精油，并对不同品质艾的精油成分进行了比较分析。日本学者大西等将艾和艾的燃烧生成物分别用甲醇提取，发现提取物有清除自由基和过氧化脂质的作用，而且艾的燃烧生成物的此种作用较强。随着艾灸疗法临床治疗范围的不断扩大，对其治病机制的探究也在进一步深入。

第二章 艾灸疗法的理论基础

第一节　中医理论基础

艾灸使用的主要材料是艾叶制成的艾绒。《本草纲目》记载："艾叶生则微苦太辛，熟则微辛太苦，生温熟热，纯阳也……可以回垂绝元阳。服之则走三阴，而逐一切寒湿，转肃杀之气为融和。灸之则透诸经，而治百种病邪……"李梴指出："凡病药之不及，针之不到，必须灸之。"艾叶具有理气血、温经脉、逐寒湿、止冷痛的功效，通过艾灸疗法可将艾叶自身的药性结合燃烧产生的热力，刺激熏灼施灸部位，使人体经气得以激发，循经感传入体并渗透诸经、筋骨至全身，以发挥温经散寒、通络止痛、扶阳固脱、升阳举陷、拔毒泄热、防病保健等功效。

艾灸疗法以扶阳为本。《灵枢·经脉》云"陷下则灸之"，阳虚不固致上虚下实、气虚下陷，可用灸法以益气温阳，升阳举陷，安胎固经。窦材《扁鹊心书》云："人之真元乃一身之主宰，真气壮则人强，真气虚则人病，真气绝则人亡"，并提出"保命之法，灼艾第一，丹药第二，附子第三"，又引《铜人针灸图经》云："凡大病宜灸脐下五百壮。补接真气，即此法也。"

艾灸疗法广泛用于"治未病"。《针灸聚英》提出"无病而先针灸曰逆。逆，未至而迎之也"，表明艾灸为"治未病"的重要方法。孙思邈认为凡人进入吴蜀地，多施灸法，则疫疠毒气就不能著人。《医学入门·卷一·针灸》指出："凡一年四季各熏一次，元气坚固，百病不生……凡用此灸，则百病顿除，益气延年。"

艾灸疗法能发挥壮元阳固虚脱、培补元气、调和营卫、延年益寿之功效，故为历代医家所推崇。

第二节　西医学理论基础

艾灸作为一种适宜刺激，施灸时产生的温热效应是发挥疗效的关键。此效应作用于穴位，并通过经络的传导，调节机体脏腑功能。

临床上，艾灸多用于治疗虚寒证，这与燃艾时产生的热效应及光辐射密切相关，通过温热刺激，激发及调整机体功能。研究发现，艾燃烧时，其辐射能谱不仅包括热辐射－远红外辐射，还包括光辐射－近红外辐射，并且是以靠近近红外区的远红外为主的光谱。根据物理学原理，远红外线能直接作用于人体的较浅部位，靠传导而扩散热量；而近红外线较远红外线能量强，可直接作用于人体的深层组织，并通过毛细血管网传到更广泛的部位。艾灸时的红外线辐射，不仅为细胞代谢活动、免疫功能提供必要的能量，还能产生"得气感"，通过机体反馈调节机制，调节免疫功能。

艾的主要成分是精油，为庚三十烷和儿茶酚胺系缩合型鞣酸。研究表明，艾和艾的燃烧生成物的甲醇提取物有清除自由基和过氧化脂质的作用。

通过观察艾灸基于神经－内分泌－免疫系统综合效应对机体的作用发现，艾灸可通过调节神经因子、神经递质和受体，进而调控中枢神经系统功能。另外，艾灸可调节性激素、肾上腺皮质激素、褪黑素和胰岛素等激素；艾灸尚可调节骨质代谢、促进骨折愈合，还具有镇痛、改善血液循环、调节机体代谢、调整脏腑功能、延缓衰老等功效。

在分子水平上的研究表明，艾灸可通过调控体内多种蛋白和基因的表达，起到防基因突变、延缓细胞凋亡和促进机体正常生理功能的作用。此外，艾灸可同时作用于多个系统，继而激发体内神经、内分泌、免疫及基因等协同对疾病或外界刺激产生积极应对反应。

综上所述，艾灸疗法通过由燃艾时所产生的物理因子和化学因子作用于腧穴，并通过调控中枢神经系统及体内多种蛋白和基因的表达，起到防病治病的功效。

常用艾灸方法

　　包括：直接灸、悬灸、艾灸器灸、
隔物灸以及辅灸、麦粒灸等。艾灸疗法
的临床手法包括温和灸、回旋灸及雀啄灸
等。穴位选择与针灸技术基本一致，也是以
经络学说为基础，通过辨证论治进行选穴配
穴。选穴方式大致分为：局部取穴、循经
远端取穴及特殊作用取穴。本篇还详
细介绍了艾灸疗法的注意事项及
操作流程。

技法篇

第三章

艾灸疗法的种类与补泻

第一节 艾灸疗法的种类

（一）艾条灸法

目前临床艾条灸法主要使用无烟艾条（图3-1-1）及艾条（图3-1-2）。

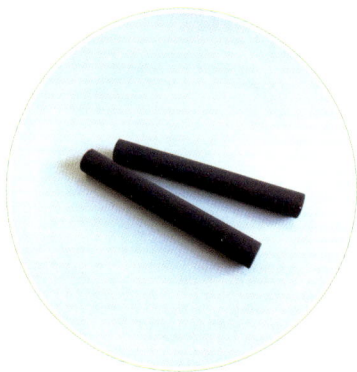

图 3-1-1 无烟艾条

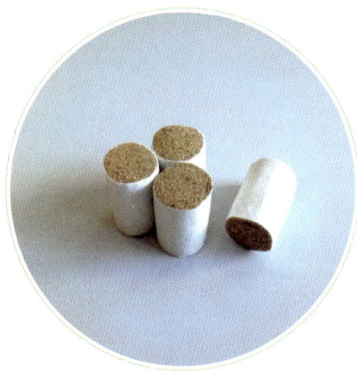

图 3-1-2 艾条

悬灸法：包括温和灸、回旋灸、雀啄灸（图3-1-3）

施灸者手持艾条，将艾条的一端点燃，直接悬于施灸部位之上，与之保持一定距离，使热力较为温和地作用于施灸部位。

（1）温和灸 将艾条燃着端悬于施灸部位上距皮肤2~3cm处，灸至病人有温热舒适无灼痛的感觉、皮肤稍有红晕。

（2）回旋灸　将艾条燃着端悬于施灸部位上距皮肤 2~3cm 处，平行往复回旋熏灸，使皮肤有温热感而不至于灼痛。

（3）雀啄灸　将艾条燃着端悬于施灸部位上距皮肤 2~3cm 处，对准穴位，上下移动，使之像鸟雀啄食样，一起一落，忽近忽远地施灸。

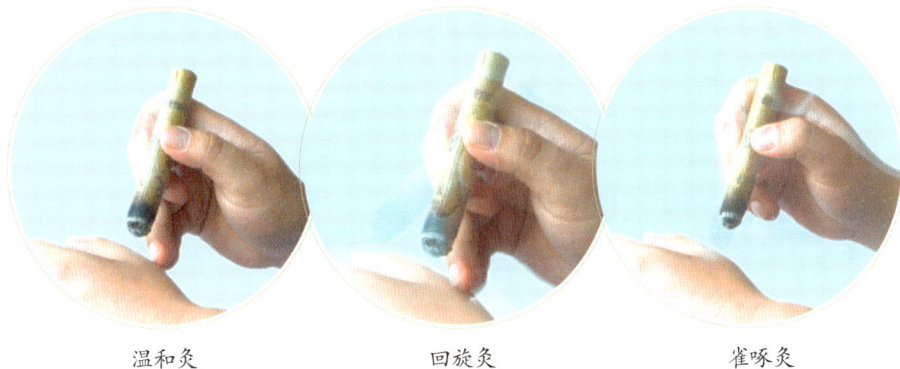

温和灸　　　　　　　回旋灸　　　　　　　雀啄灸

图 3-1-3　悬灸法

实按灸法（图 3-1-4）

在施灸部位上铺设 6~8 层绵纸、纱布、绸布或棉布；术者手持艾条，将艾条的一端点燃，燃着端对准施灸部位直按其上，停 1~2s，使热力达深部。待病人感到按灸局部灼烫、疼痛即拿开艾条。每次每穴可按 3~7次，移去艾条和铺设的纸或布，见皮肤红晕为度。

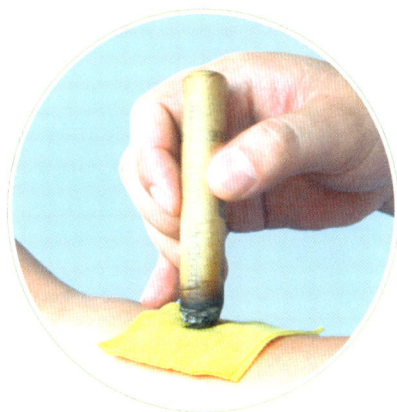

图 3-1-4　实按灸法

（二）温针灸法（图3-1-5）

首先在选定的腧穴上针刺，毫针刺入穴位得气并施行适当的补泻手法后，留针同时将2~3g艾绒包裹于毫针针柄顶端捏紧成团状，或将1~3cm长的艾条段直接插在针柄上，点燃施灸，待艾绒或艾条燃尽无热度后除去灰烬，艾灸结束，将针取出。

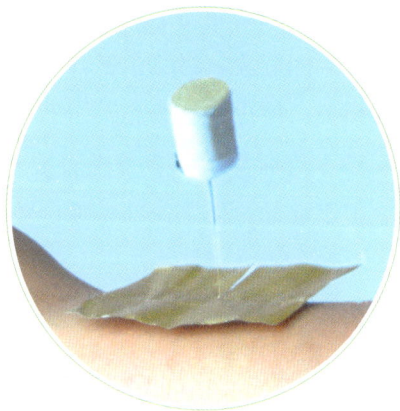

图3-1-5　温针灸法

（三）艾炷灸法

直接灸法（图3-1-6）

首先在穴位皮肤局部可以先涂增加黏附或刺激作用的液汁、凡士林、甘油等，然后将艾炷粘贴其上。自艾柱尖端点燃艾柱。之后根据艾柱对皮肤的刺激程度分为非化脓灸法和化脓灸法。

（1）非化脓灸法　在艾炷燃烧过半，局部皮肤潮红、灼痛时，术者即用镊子移去艾炷，更换另一艾炷，连续灸足应灸的壮数。因此法刺

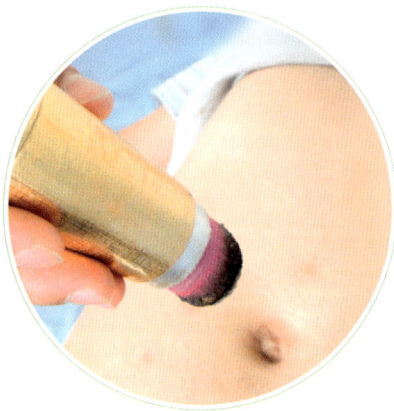

图3-1-6　直接灸法

激量轻且灸后不引起化脓、不留瘢痕，故称为非化脓灸法（无瘢痕灸）。

（2）化脓灸法　在艾炷燃烧过半，局部皮肤潮红、灼痛时，术者用手在施灸穴位的周围轻轻拍打或抓挠，以分散患者注意力，减轻施灸时的痛苦。

待艾炷燃毕，即可以另一艾炷粘上，继续燃烧，直至灸足应灸的壮数。因此法刺激量重，局部组织经灸灼后产生无菌性化脓现象（灸疮）并留有瘢痕，故称为化脓灸法（瘢痕灸）。

间接灸法（图3-1-7）

将选定备好的中药材置放灸处，再把艾炷放在药物上，自艾炷尖端点燃艾炷；艾炷燃烧至局部皮肤潮红，病人有痛觉时，可将间隔药材稍许上提，使之离开皮肤片刻，旋即放下，再行灸治，反复进行。需轻刺激量者，在艾炷燃至2/3时即移去艾炷，更换另一艾炷续灸，直至灸足应灸的壮数；需重刺激量者，在艾炷燃至2/3时术者可用手在施灸穴位的周围轻轻拍打或抓挠，以分散患者注意力，减轻施灸时的痛苦，待艾炷燃毕，更换另一艾炷续灸，直至灸足应灸的壮数。

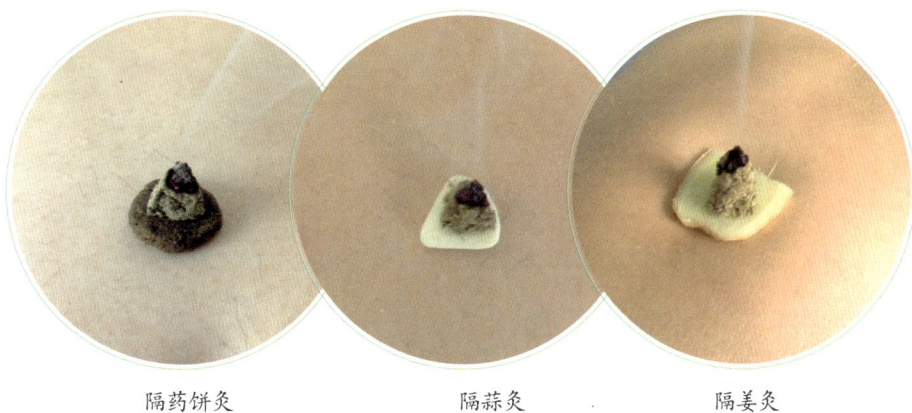

隔药饼灸　　　　　　　隔蒜灸　　　　　　　隔姜灸

图 3-1-7　间接灸法

铺灸法（图3-1-8）

铺灸又称为长蛇灸、蒜泥铺灸，取穴多用大椎至腰俞间督脉段。具体操作：脊柱穴区常规消毒后，涂上蒜汁，在脊柱正中线撒上斑蝥粉 1 ~ 1.8g，粉上再铺以 5cm 宽、2.5cm 厚的蒜泥 1 条，蒜泥条上再铺 3cm 宽、2.5cm 厚的艾绒（约200g)。然后，点燃艾炷头、身、尾3点。待艾炷燃尽后，再铺上艾绒复灸，每次灸2～3壮。灸毕，移去蒜泥，用湿热纱布轻轻揩干穴区皮肤。灸后皮肤出现深色潮红，让其自然出水疱，水疱不可自行弄破，须严防感染。至第3日，用消毒针具引出水疱液，自下而上挑破，覆盖1层消毒纱布（可不用自然结痂干燥）。隔日1次涂以龙胆紫药水，直至结痂脱落愈合，一般不留瘢痕。

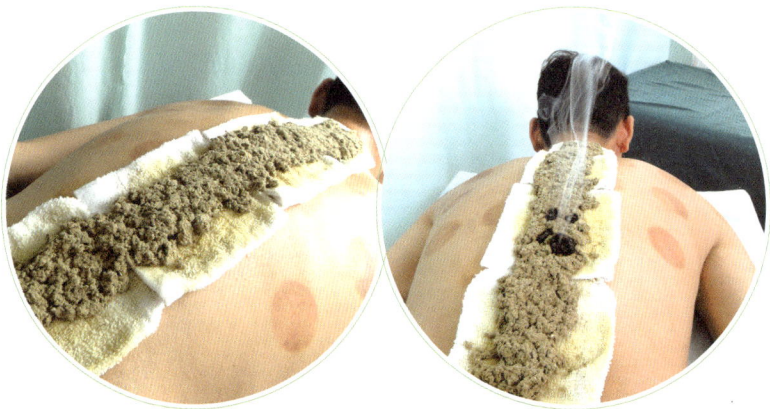

图3-1-8　铺灸法

麦粒灸（图3-1-9）

先将艾绒制成麦粒大小的艾炷，再在所灸的穴位和病变部位上涂以凡士林，使所制艾炷能黏附于皮肤上而不致掉落。点燃后，当艾炷烧近皮肤，病人有温热或轻微灼痛感时，将未燃尽的艾炷移去，再施第2壮，以不烫伤皮肤和起疱为准，一般可灸3～7壮。

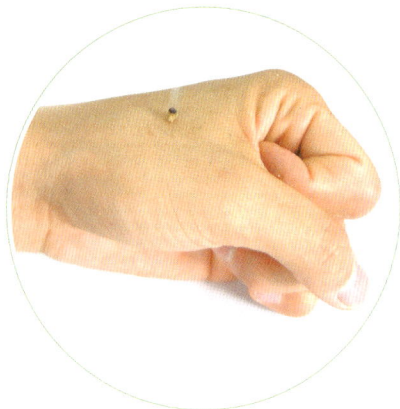

图3-1-9　麦粒灸

（四）温灸器灸法

◯ 灸架灸法（图 3-1-10）

将艾条点燃后插入灸架顶孔，对准穴位固定好灸架；医者或患者可通过上下调节插入艾条的高度以调节艾灸温度，以患者感到温热略烫可耐受为宜。

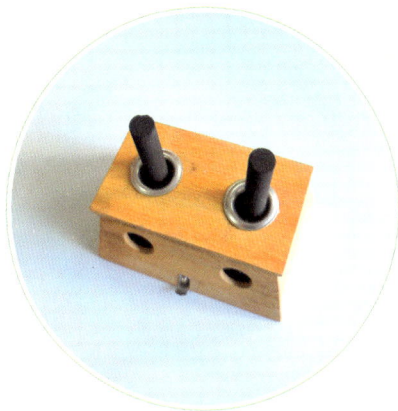

图 3-1-10　灸架灸法

◯ 灸筒灸法

首先取出灸筒的内筒，装入艾绒后安上外筒，点燃内筒中央的艾绒，放置室外，待灸筒外面热烫而艾烟较少时，盖上顶盖取回。医生在施灸部位上隔 8~10 层棉布或纱布，将灸筒放置其上，以患者感到舒适，热力足而不烫伤皮肤为宜。

◯ 灸盒灸法（图 3-1-11）

将灸盒安放于施灸部位的中央，点燃艾条段或艾绒后，置放于灸盒内中下部的铁纱上，盖上盒盖。灸至病人有温热、舒适、无灼痛的感觉，皮肤稍有红晕为度。如病人感到灼烫，可略掀开盒盖或抬起灸盒，使之离开皮肤片刻；旋即放下，再行灸治，反复进行，直至灸足应灸量。

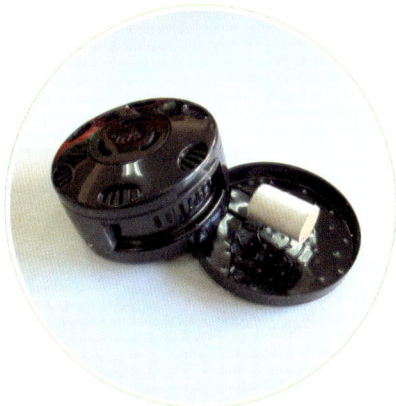

图 3-1-11　灸盒灸法

第二节　艾灸疗法的补泻

补泻是针对疾病的性质而言，需根据疾病虚实进行选择。《黄帝内经》中针对疾病的虚实提出了明确的治疗原则，即"盛则泻之，虚则补之，热则疾之，寒则留之，陷下则灸之，宛陈则除之，不盛不虚，以经取之"。

艾灸的补法是根据"虚则补之"的法则，对于机体正气不足所表现的虚弱证候，发挥调节脏腑功能、扶助正气作用。《针灸大成·艾灸补泻》中提到"以火补者，毋吹其火，须待其灭，即按其穴"。提出补的关键在于"徐"，适当延长灸疗时间，待艾灸缓慢自灭，即以手按其穴位，使真气可聚，勿外散发，此谓之补。

艾灸泻法的应用，主要依据"盛则泻之""满则泄之"的原则，当机体内部邪气盛满而正气未衰时，发挥清热解毒、化痰祛湿作用。《针灸大成》中提到"以火泻者，速吹其火，开其穴也"，表明艾灸泻法运用关键在于"疾"，即点燃艾柱后迅速吹灭而又不按穴位，使邪气发散，此谓"泻"。

无论从理论或经临床验证，艾灸的补泻作用都需要以辨证为先决条件，而产生补或泻效果的关键在于"徐"或"疾"，并且受机体状态、灸传感应、取穴配方及外在环境等多方面因素的影响，临证中应根据实际情况灵活运用。

艾灸疗法的宜忌

艾灸作为中医特色疗法之一，临床及民间应用广泛，但是艾灸治疗并非适用于所有病痛（图4-1）。《素问·异法方宜论篇》说："脏寒生满病，其治宜灸焫。"凡受寒、饮冷而致脘腹胀满、消化不良者，宜灸。《灵枢·经脉》指出："陷下则灸之。"凡气虚下陷之症，可施灸。《灵枢·官能》篇说："阴阳皆虚，火自当之；经陷下者，火则当之；结络坚紧，火所治之。"凡气血虚弱或寒湿凝筋之症，可灸之。明代李梴在《医学入门》中指出："寒热虚实，皆可灸之。"《伤寒论》说："少阴病吐利，手足不逆冷，反发热者不死，脉不至者，灸少阴七壮。"又说："下利手足厥冷，无脉者灸之。"《医学入门》说："凡病药之不及，针之不到，必须灸之。"《圣济总录》说："用灸之理，凡以温之理。若病有因寒而得，或阴证多寒，或是风寒湿痹，脚气之病；或是上寒下虚，厥逆之疾；与夫劳伤痃癖，及妇人血气，婴孺疳疾之属，并可用灸。"以下为艾灸的常见适应证。

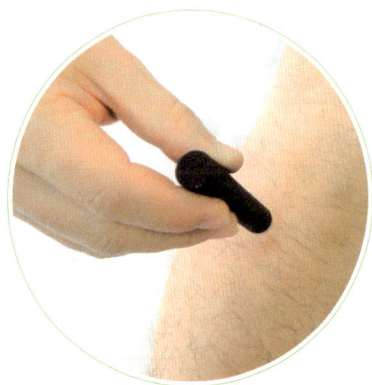

图 4-1　艾灸疗法

（一）适应证

艾灸可以治疗的内科常见病症包括面瘫（周围性面神经炎）、失眠、胃痛、高血压、哮喘、泄泻、便秘、中风及后遗症、眩晕；外科常见病症包括胆绞痛、肠痈（慢性阑尾炎）、慢性前列腺炎、疮口难愈；妇产科疾病包括痛经、围绝经期综合征、白带病、慢性乳腺病、不孕症、胎位不正；儿科疾病包括遗尿、小儿疳积、小儿免疫力低下；五官科疾病包括鼻炎、牙痛、耳鸣、梅尼埃尔氏综合征；四肢骨关节疾病包括：颈椎病、肩周炎、腰椎间盘突出症、膝骨性关节炎等。另外，艾灸还可广泛用于养生保健。

（二）注意事项

1.艾灸火力应先小后大，灸量先少后多，程度先轻后重，以使病人逐渐适应。

2.需采用瘢痕灸时，应先征得患者同意。

3.直接灸操作部位应注意预防感染。

4.注意晕灸的发生。如发生晕灸现象，立即停止艾灸，让受术者平卧于空气流通处，松开领口，给予温白糖水（糖尿病者慎用）或温开水，闭目休息即可。对于猝倒神昏者，可以针刺水沟、十宣、中冲、涌泉、百会、气海、关元、太冲、合谷等穴以急救。

5.患者在精神紧张、大汗后、劳累后或饥饿时不适宜应用艾灸疗法。

6.注意防止艾灰脱落或艾炷倾倒而烫伤皮肤或烧伤衣被。尤其对幼儿患者更应认真守护观察，以免发生烫伤。艾条灸毕后，应将剩下的艾条套入灭火管内或将燃头浸入水中，以彻底熄灭，防止再燃。如有绒灰脱落床上，应清扫干净，以免复燃烧坏被褥等物品。

（三）禁忌

1.颜面、心前区、大血管部和关节、肌腱处不可用瘢痕灸；乳头、外生殖器官不宜直接灸。

2.中暑、高血压危象、肺结核晚期大量咯血等不宜使用艾灸疗法。

3.妊娠期妇女腰骶部和少腹部不宜用瘢痕灸。

艾灸疗法
是在中医理论指导下，在人体一定
的穴位上实施艾灸，通过艾灸对局部经络
穴位的刺激，发挥疏通经络、平衡阴阳、调理
气血的作用，以预防和治疗疾病。艾灸疗法适
应范围相当广泛，不但可以治疗体表的病症，而
且可以治疗内脏的病症，既可治疗某些慢性病，
又可治疗一些急性病证。治疗范围主要包括
内科、外科、骨科、妇科、儿科、五官
科及皮肤科等，还可以用于养生
保健。

临床篇

第五章 内科疾病

第一节　失眠

概述

　　失眠，中医称为"不寐"，是指脏腑功能紊乱，气血亏虚，阴阳失调导致不能获得正常睡眠的病证。本病主要表现为睡眠时间、深度的不足，轻者入睡困难，或睡中易醒，时寐时醒，或醒后不能再寐，重者彻夜不寐。西医学的更年期综合征、神经官能症、慢性消化不良等以失眠为主要临床表现时可以参考本节论治。

病因病机

　　失眠的病因很多，包括饮食不节、情志失常、劳逸失调及病后体虚等各种因素，造成心神失养，邪扰心神。心主神明，神不安则不寐。病位主要在心，同时与多脏密切相关。

辨证论治

　　本病临床上主要以入睡困难或睡而易醒、醒后不寐持续3周以上，重者彻夜难眠为辨证要点，根据其病因、病位、病性等不同情况，明辨其虚实。常见的适宜艾灸的分型有心脾两虚、心胆气虚、心肾不交之虚证和瘀血内阻等实证。

证型	辨证要点	舌象、脉象
心脾两虚	多眠易醒，醒后难以复寐，心悸健忘，神疲乏力，四肢倦怠，纳谷不香，面色萎黄，口淡无味，腹胀便溏	舌质淡苔白，脉细弱
心胆气虚	心悸胆怯，不易入睡，寐后易醒，遇事善惊，气短倦怠，自汗乏力	舌质淡苔白，脉弦细
心肾不交	夜难入寐，甚则彻夜不眠，心中烦乱，头晕耳鸣，潮热盗汗，健忘	舌尖红少苔，脉细
瘀血内阻	失眠日久，面色青黄，或面部色斑，胸痛、头痛日久不愈，痛如针刺而有定处，唇暗或两目暗黑	舌质暗红、有瘀点，脉涩或弦紧

治则

补虚泄实，调整脏腑阴阳。

治疗

处方（图 5-1-1 至图 5-1-5）

主穴：神门、内关、百会、四神聪。

随证配穴：

（1）心脾两虚证加心俞、脾俞、三阴交以补益心脾，养心安神。

（2）心胆气虚证加心俞、胆俞以安神定志。

（3）心肾不交证加太溪、心俞、肾俞以滋阴清心安神。

（4）瘀血内阻证加肝俞、膈俞、血海以活血化瘀安神。

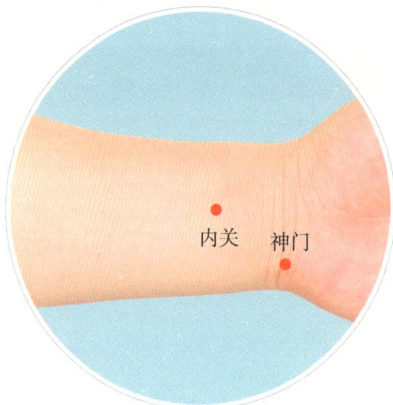

图 5-1-1 神门、内关体表定位

神门：在腕前区，腕掌侧远端横纹尺侧端，尺侧屈腕肌腱的桡侧缘。

内关：在前臂前区，腕掌侧远端横纹上2寸，掌长肌腱与桡侧腕屈肌腱之间。

百会：在头部，前发际正中直上5寸。

四神聪：在头部，百会前后左右各旁开1寸，共4穴。

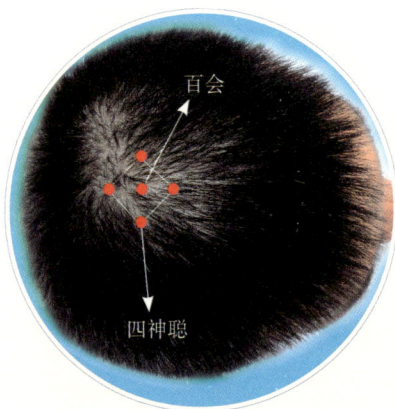

图 5-1-2 百会、四神聪体表定位

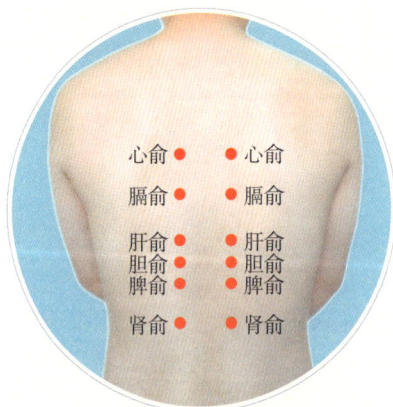

图 5-1-3 心俞至膈俞体表定位

心俞：在脊柱区，第5胸椎棘突下，后正中线旁开1.5寸。

脾俞：在脊柱区，第11胸椎棘突下，后正中线旁开1.5寸。

胆俞：在脊柱区，第10胸椎棘突下，后正中线旁开1.5寸。

肾俞：在脊柱区，第2腰椎棘突下，后正中线旁开1.5寸。

肝俞：在脊柱区，第9胸椎棘突下，后正中线旁开1.5寸。

膈俞：在脊柱区，第7胸椎棘突下，后正中线旁开1.5寸。

三阴交：在小腿内侧，内踝尖上3寸，胫骨内侧缘后际。

太溪：在踝区，内踝尖与跟腱之间的凹陷中。

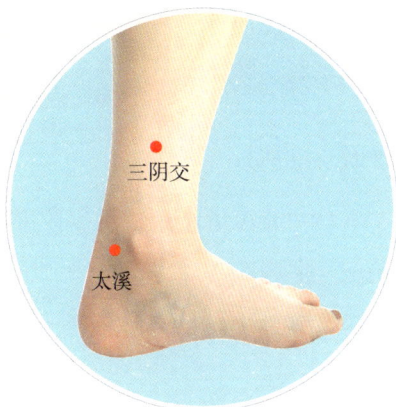

图 5-1-4　三阴交、太溪体表定位

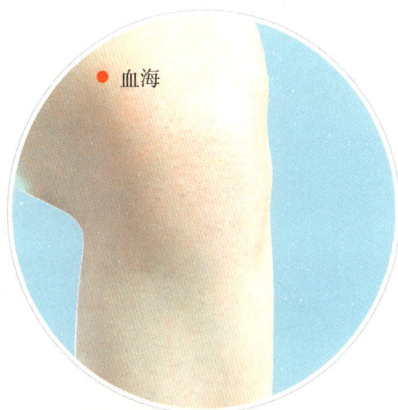

图 5-1-5　血海体表定位

血海：在股前区，髌底内侧端上2寸，股内侧肌隆起处。

操作

艾条悬灸上述穴位，每穴5分钟，每天1次，7天为1个疗程。

第二节　眩晕

概述

眩为眼前发黑或眼花，晕为头晕或感觉自身或外界景物旋转，两者同时并见称为眩晕。轻者闭目即止，重者如坐舟船，旋转不定，不能站立。西医将其分为中枢性眩晕与周围性眩晕两大类。眩晕可以是梅尼埃综合征、高血压、椎基底动脉供血不足等多种西医疾病的主要表现。

病因病机

本病主要由情志、饮食、体虚年高、跌仆外伤等原因引起。病性不外虚实两端，但属虚者居多，多因阴虚、血虚、精亏所致；属实者多因肝阳、痰浊、瘀血所致。

辨证论治

本病以头晕目眩，视物旋转，轻者闭目即止，重者如坐舟船，甚则昏仆为辨证要点，根据其病因、病位、病性等不同情况，适宜艾灸的常见辨证分型有气血亏虚、肾精不足之虚证和肝火上炎、瘀血阻窍、风痰上扰之实证。

证型	辨证要点	舌象、脉象
肝火上炎	眩晕耳鸣，头目胀痛，口苦多梦，急躁易怒，肢麻震颤	舌红苔黄，脉弦或数
气血亏虚	眩晕动则加剧，劳累即发，面白神疲，倦怠懒言，唇甲不华	舌淡苔薄白，脉细弱
肾精不足	眩晕日久不愈，精神萎靡，腰膝酸软，健忘，或遗精滑泄，耳鸣齿摇，形寒肢冷，面色苍白	舌淡嫩苔白，脉弱尺甚
痰瘀阻窍	眩晕而头重昏蒙，伴胸闷恶心，肢体麻木或刺痛，唇甲紫绀，肌肤甲错，或皮肤如蚁行状，或头痛	舌暗有瘀斑，脉涩或细涩
风痰上扰	眩晕有旋转感或摇晃感、漂浮感，头重如裹，伴有恶心呕吐或恶心欲呕、呕吐痰涎	舌苔白或白腻，脉弦滑

治则

补虚泻实，调整阴阳。

治疗

◎ **处方**（图 5-2-1 至图 5-2-10）

主穴：百会、四神聪、风池、三阴交。

随证配穴：

（1）肝火上炎证加行间、太冲以平肝潜阳，清火熄风。

（2）气血亏虚证加足三里、血海以补益脾胃，健脾益气。

（3）肾精不足证加太溪、关元以补肾填精，充养脑髓。

（4）痰瘀阻窍证加膈俞、脾俞以活血化痰，通络开窍。

（5）风痰上扰证加丰隆、内关以祛风化痰，健脾和胃。

百会：在头部，前发际正中直上 5 寸。

四神聪：头部，百会前后左右各旁开 1 寸，共 4 穴。

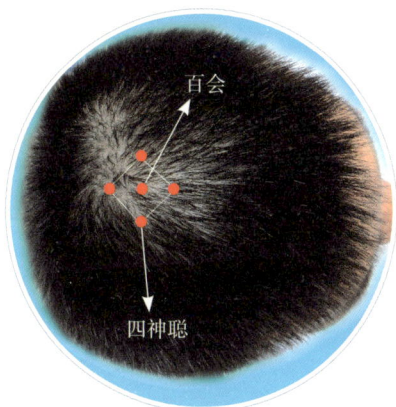

图 5-2-1　百会、四神聪体表定位

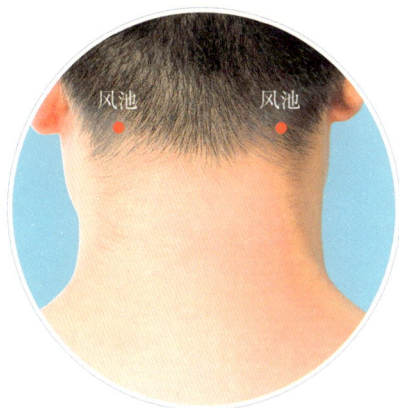

图 5-2-2　风池体表定位

风池：在颈后区，枕骨之下，胸锁乳突肌上端与斜方肌上端之间凹陷中。

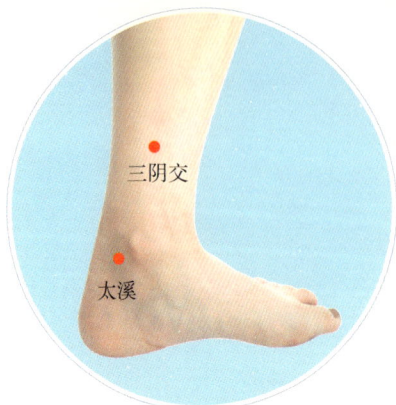

图 5-2-3　三阴交、太溪体表定位

三阴交：在小腿内侧，内踝尖上 3 寸，胫骨内侧缘后际。

太溪：在踝区，内踝尖与跟腱之间的凹陷中。

行间：在足背，第 1、2 趾之间，趾蹼缘的后方赤白肉际处。

太冲：在足背，第 1、2 跖骨间，跖骨底结合部前方凹陷中，或触及动脉搏动。

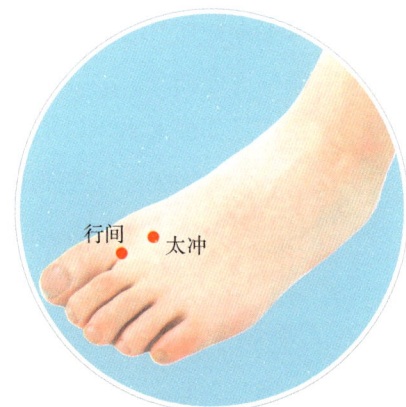

图 5-2-4　行间、太冲体表定位

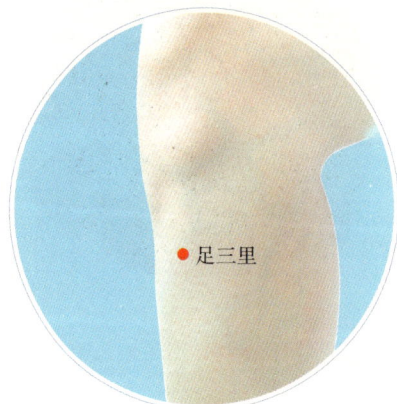

图 5-2-5　足三里体表定位

足三里：在小腿外侧，犊鼻下 3 寸，犊鼻与解溪连线上。在胫骨前肌上取穴。

血海：在股前区，髌底内侧端上 2 寸，股内侧肌隆起处。

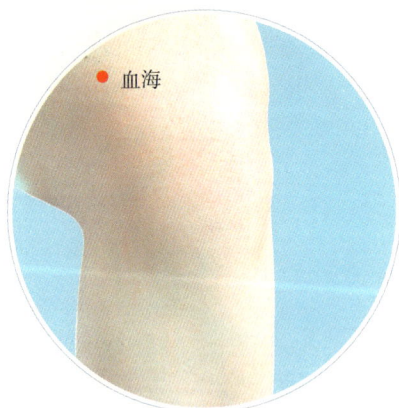

图 5-2-6　血海体表定位

关元：在下腹部，脐中下 3 寸，前正中线上。

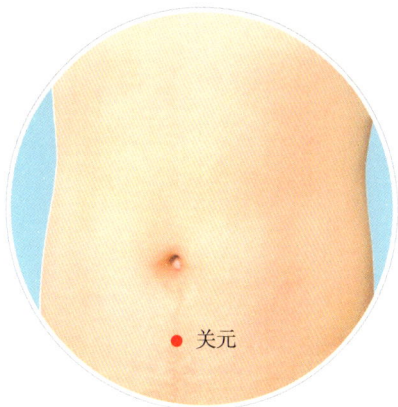

图 5-2-7　关元体表定位

膈俞：在脊柱区，第 7 胸椎棘突下，后正中线旁开 1.5 寸。

脾俞：在脊柱区，第 11 胸椎棘突下，后正中线旁开 1.5 寸。

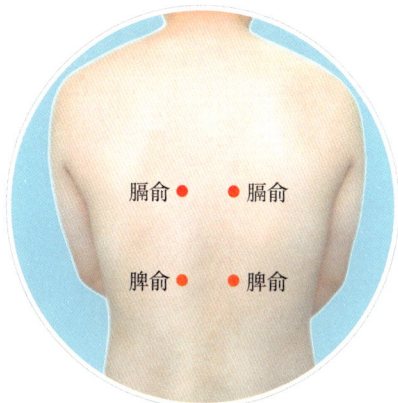

图 5-2-8　膈俞、脾俞体表定位

丰隆：在小腿外侧，外踝尖上 8 寸，胫骨前肌的外缘。在犊鼻与解溪连线的中点，条口外侧一横指处。

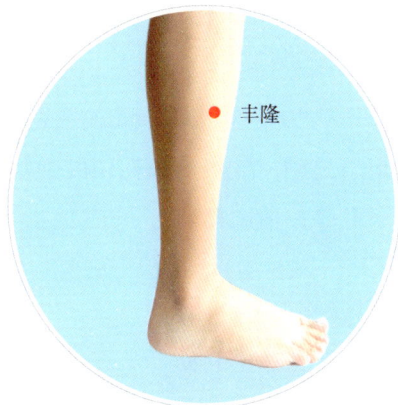

图 5-2-9　丰隆体表定位

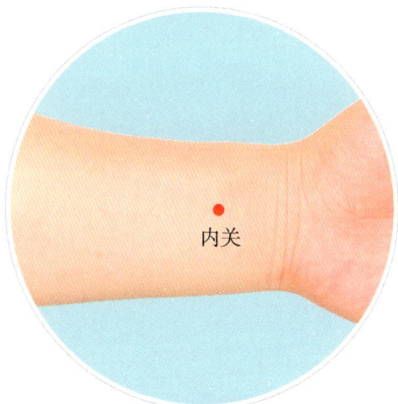

图 5-2-10　内关体表定位

内关：在前臂前区，腕掌侧远端横纹上 2 寸，掌长肌腱与桡侧腕屈肌腱之间。

操作

肝火上炎证诸穴采用雀啄灸，每穴 10~30 次；其余证型诸穴采用艾条悬灸，每穴 5 分钟。每天 1 次，7 天为 1 个疗程。

第三节　高血压

概述

高血压是西医学病名，在中医学属于"眩晕""头痛"等病证范畴。长期高血压会影响多个重要脏器如心、脑、肾的结构与功能，是多种心脑血管疾病的重要病因和危险因素。

病因病机

本病的发生与肝、肾关系密切，病位在肝。情志不遂、肝郁化火等损伤肝肾之阴，或者热病耗伤肝阴致肝阴不足，阴不制阳致肝阳上亢，出现头痛、眩晕、血压升高。

辨证论治

本病以头晕目眩、头痛为辨证要点，根据其病因、病位、病性等不同情况，明辨其虚实。适宜艾灸的常见分型有肾气亏虚、阴虚阳亢和痰瘀互结证。

证型	辨证要点	舌象、脉象
肾气亏虚	头晕眼花，耳鸣，腰膝酸软，夜尿频，精神萎靡，记忆减退，腰膝酸软，遗精阳痿	舌淡，苔白，脉沉或脉弱
痰瘀互结	眩晕，重如蒙，视物旋转，胸闷恶心，呕吐痰涎，食少多寐	舌暗，有齿痕，苔腻，脉濡滑

证型	辨证要点	舌象、脉象
阴虚阳亢	腰酸膝软，五心烦热，心悸，失眠，耳鸣，健忘	舌红少苔、脉弦细而数

治则

补虚泄实，调整阴阳。

治疗

处方（图5-3-1至图5-3-7）

主穴：百会、足三里、涌泉。

随证配穴：

（1）肾气亏虚证加太溪、三阴交以补益肾精。

（2）痰瘀互结证加丰隆、内关以化痰通络，活血化瘀。

（3）阴虚阳亢证加太溪、太冲以补肾滋阴，平肝潜阳。

百会：在头部，前发际正中直上5寸。

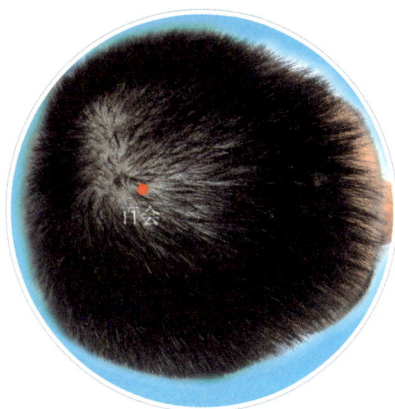

图5-3-1　百会体表定位

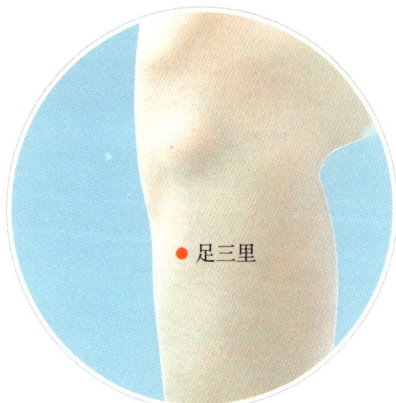

图 5-3-2　足三里体表定位

足三里：在小腿外侧，犊鼻下 3 寸，犊鼻与解溪连线上。在胫骨前肌上取穴。

涌泉：在足底，屈足卷趾时足心最凹陷中。

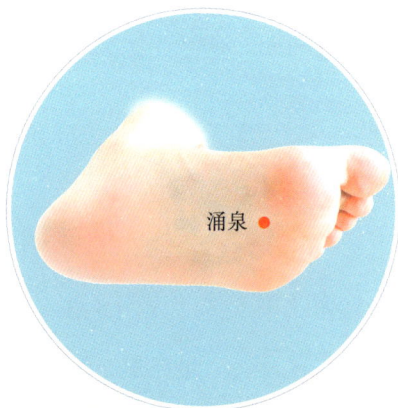

图 5-3-3　涌泉体表定位

三阴交：在小腿内侧，内踝尖上 3 寸，胫骨内侧缘后际。

太溪：在踝区，内踝尖与跟腱之间的凹陷中。

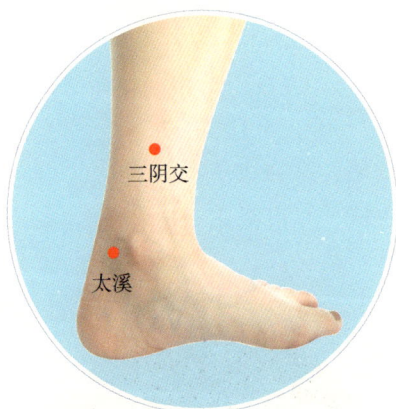

图 5-3-4　三阴交、太溪体表定位

丰隆：在小腿外侧，外踝尖上 8 寸，胫骨前肌的外缘。在犊鼻与解溪连线的中点，条口外侧一横指处。

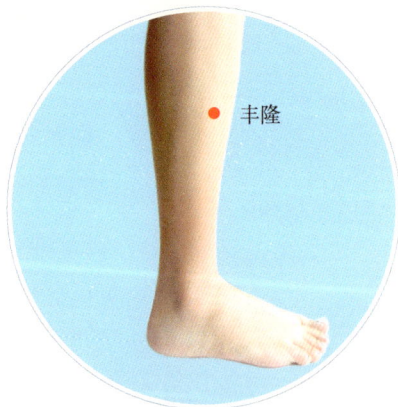

图 5-3-5　丰隆体表定位

内关：在前臂前区，腕掌侧远端横纹上2寸，掌长肌腱与桡侧腕屈肌腱之间。

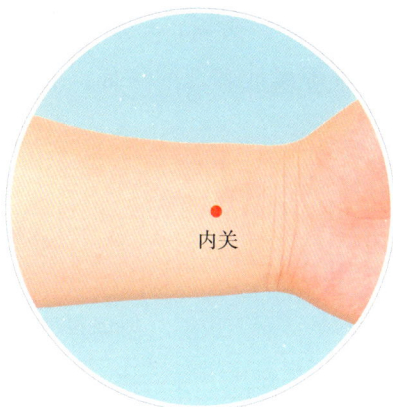

图5-3-6　内关体表定位

太冲：在足背，第1、2跖骨间，跖骨底结合部前方凹陷中，或触及动脉搏动。

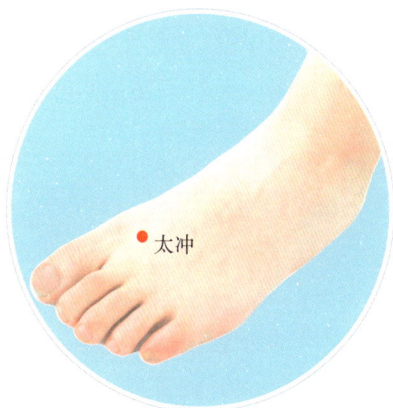

图5-3-7　行间至太冲体表定位

操作

阴虚阳亢证诸穴采用雀啄灸，每穴10~30次；其余证型诸穴采用艾条悬灸，每穴灸5分钟。每天1次，10天为1个疗程。三伏天艾灸效果更好。

第四节　低血压

概述

低血压是指动脉血压收缩压低于90mmHg和或舒张压低于60mmHg，

并伴有眩晕、头痛、心悸、气短、倦怠乏力，或伴有腰膝酸软、自汗、食欲不振等虚证表现的病症。中医将其归属于"眩晕""心悸""虚劳"等范畴。

病因病机

本病责之心、脾、肾，其病机是气血两虚兼阳气不足。主要由于先天禀赋不足，后天失养、思虑过度而致气血衰少、鼓动无力，气血不能充分通达四末而使血压下降，脑失滋养致眩晕、头昏甚至晕厥；或病久体虚、积劳内伤，脏腑气血阴阳俱损；或情志不舒、气机郁遏，血行不畅，亦可致血压降低。

辨证论治

本病临床上主要以头晕、乏力等症状为辨证要点，根据其病因、病位、病性等不同情况，明辨其虚实。常见的适合艾灸的分型有脾胃气虚、心脾两虚和肾气虚弱证。

证型	辨证要点	舌象、脉象
脾胃气虚	眩晕心悸，纳少体倦，气短乏力，劳则易发，面色萎黄	舌质淡，苔白，脉细软无力
心脾两虚	眩晕心悸，健忘神怯，失眠多梦，面多色白	舌质淡，苔白，脉细软无力
肾气虚弱	头晕耳鸣，腰酸腿软，健忘多梦，视物昏花，神疲乏力，目眶色黑，夜尿频等	舌质淡，苔薄白，脉沉弱

治则

益气温阳。

治疗

◆ 处方（图5-4-1至图5-4-4）

主穴：百会、足三里。

随证配穴：

（1）脾胃气虚证加公孙以益气健脾。

（2）心脾两虚证加内关以温养心脾。

（3）肾气虚弱证加太溪以温补肾气。

百会：在头部，前发际正中直上5寸。

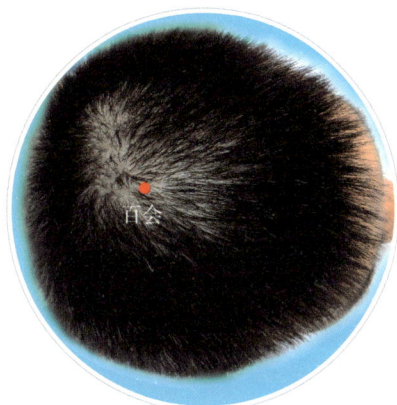

图5-4-1　百会体表定位

足三里：在小腿外侧，犊鼻下3寸，犊鼻与解溪连线上。在胫骨前肌上取穴。

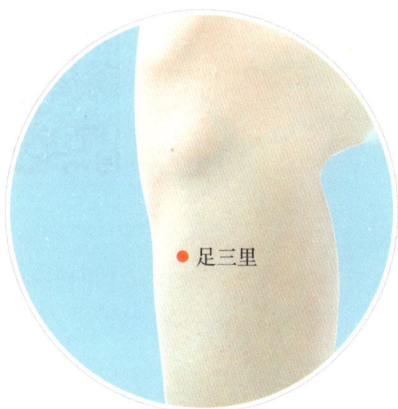

图5-4-2　足三里体表定位

公孙：在跖区，第1跖骨底的前下缘赤白肉际处。

太溪：在踝区，内踝尖与跟腱之间的凹陷中。

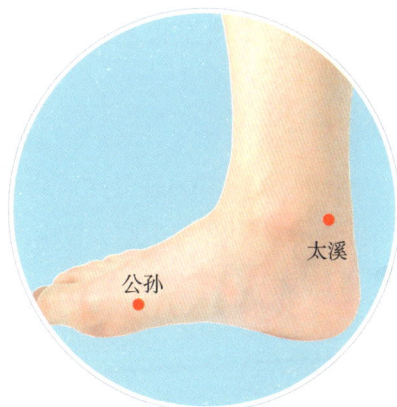

图5-4-3　公孙、太溪体表定位

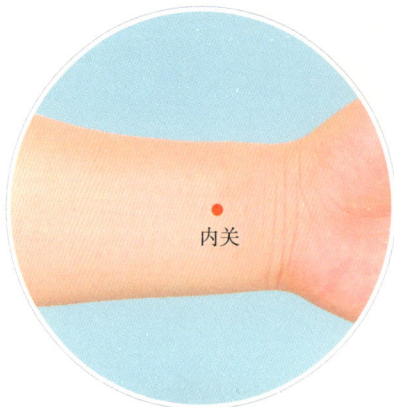

内关：在前臂前区，腕掌侧远端横纹上2寸，掌长肌腱与桡侧腕屈肌腱之间。

图 5-4-4　内关体表定位

◎ 操作

艾条悬灸，每部位悬灸5分钟，每天1次，10天为1个疗程。

第五节　感冒

概述

感冒是常见的呼吸道疾病，因病情轻重分为伤风、重伤风和时行感冒。四季均可发生，尤其以冬、秋两季多发。

病因病机

本病的发生常为感受六淫病邪或时邪病毒所致，与人的体质密切相关。常因起居失常、冷暖不调、冒雨涉水、过度疲劳、酒后当风等导致机体抵抗力下降而发病。

辨证论治

本病临床上主要以鼻塞、流涕，咳嗽，头痛等症状为辨证要点，根据其病因、病位、病性等不同情况，明辨其虚实。常见的分型有风寒束表证、风热犯表证、暑湿袭表、卫气同病等证，适合艾灸治疗的为风寒束表、暑湿袭表和卫气同病证。

证型	辨证要点	舌象、脉象
风寒束表	恶寒重，发热轻，无汗，头项强痛，鼻塞声重，鼻涕清稀，或有咽痒咳嗽，痰白稀，口不渴，肢节酸痛	舌质淡红，舌苔薄白，脉浮紧
暑湿袭表	恶寒发热，头重，胸腹闷胀，恶呕腹泻，肢倦神疲，或口中黏腻，渴不多饮	舌质淡红，舌苔白腻，脉濡滑
卫气同病	自觉发热重，烦渴，小便短赤，舌红苔黄。恶寒或恶风，或高热寒战，流涕，咽痒咽痛，头痛头胀，喷嚏	舌红苔薄黄或黄腻，脉浮数或洪大

治则

疏风解表。

治疗

◎ **处方**（图 5-5-1 至图 5-5-4）

主穴：风池、风门。

随证配穴：

（1）风寒束表证加大椎以解表散寒。

（2）暑湿袭表证加丰隆以清暑祛湿。

（3）卫气同病证加合谷以透表清气。

大椎：在脊柱区，第7颈椎棘突下凹陷中，后正中线上。

风池：在颈后区，枕骨之下，胸锁乳突肌上端与斜方肌上端之间的凹陷中。

风门：在脊柱区，第2胸椎棘突下，后正中线旁开1.5寸。

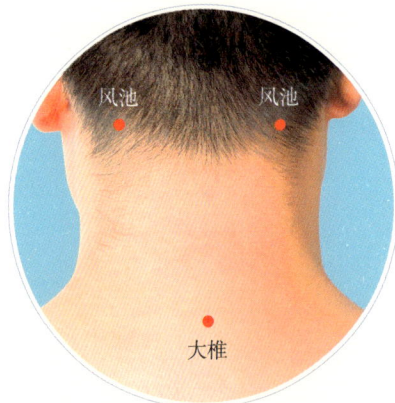

图5-5-1　大椎、风池体表定位

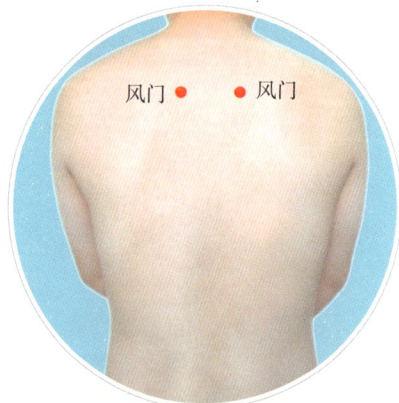

图5-5-2　风门体表定位

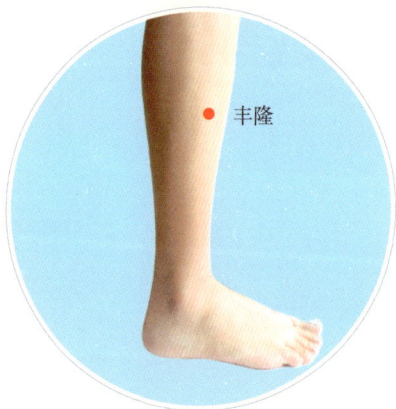

图5-5-3　丰隆体表定位

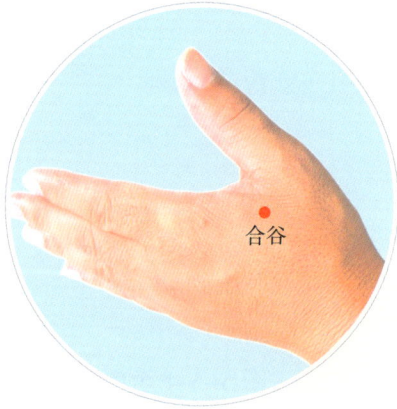

图5-5-4　合谷体表定位

丰隆：在小腿外侧，外踝尖上8寸，胫骨前肌的外缘。在犊鼻与解溪连线的中点，条口外侧一横指处。

合谷：在手背，第2掌骨桡侧的中点处。

☺ 操作

艾条悬灸，每部位悬灸10分钟，每天1次，3天为1个疗程。

第六节 咳嗽

(概)(述)

咳嗽是肺系常见病症。"咳"指肺气上逆，有声无痰，"嗽"指咯吐痰液，有痰无声。临床上一般声痰并见，故称"咳嗽"。

(病)(因)(病)(机)

根据病因可分外感和内伤两大类。外感咳嗽多因风寒、风热、燥热等外邪侵袭所致。内伤咳嗽因病情迁延日久，多与肺、脾、肾三脏功能失调有关。

(辨)(证)(论)(治)

本病临床上主要以咳嗽、咳痰等症状为辨证要点，根据其病因、病位、病性等不同情况，明辨其虚实。临床症状分为以下证型：外感包括风寒束肺、风热犯肺、燥热伤肺；内伤包括痰湿阻肺、肺肾阴虚、脾肾阳虚、肝火灼肺。适合艾灸的证型为风寒束肺、痰湿阻肺和脾肾阳虚证。

证型	辨证要点	舌象、脉象
风寒束肺	起病急，咳嗽白痰，鼻塞流涕，恶寒发热，头痛，全身酸楚	舌淡、苔薄白，脉浮紧
痰湿阻肺	咳嗽痰多，色白呈泡沫状，易于咯出，咳声重浊，胸部满闷或喘促短气，纳呆腹胀	舌淡、苔白腻，脉濡滑
脾肾阳虚	咳嗽气喘，动辄尤甚，痰液清稀，面色淡白，形寒肢冷，或肢体浮肿，小便不利	舌淡、苔白微腻，脉沉细

(治)(则)

宣肺止咳。

治疗

处方（图 5-6-1 至图 5-6-6）

主穴：肺俞、膻中。

随证配穴：

（1）风寒束肺证加大椎、风门以祛风散寒，止咳。

（2）痰湿阻肺证加足三里、阴陵泉、定喘以燥湿化痰，止咳。

（3）脾肾阳虚证加大椎、太溪以温肾通络，健脾止咳。

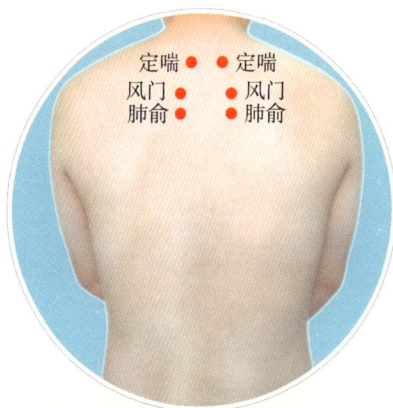

图 5-6-1　肺俞至定喘体表定位

肺俞：在脊柱区，第 3 胸椎棘突下，后正中线旁开 1.5 寸。

风门：在脊柱区，第 2 胸椎棘突下，后正中线旁开 1.5 寸。

定喘：在脊柱区，横平第 7 颈椎棘突下，后正中线旁开 0.5 寸。大椎旁开 0.5 寸，即是本穴。

膻中：在上腹部，横平第 4 肋间隙，前正中线上。

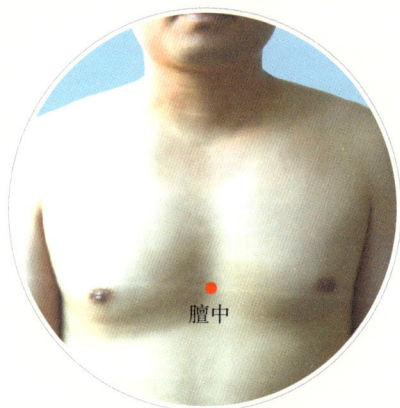

图 5-6-2　膻中体表定位

大椎：在脊柱区，第 7 颈椎棘突下凹陷中，后正中线上。

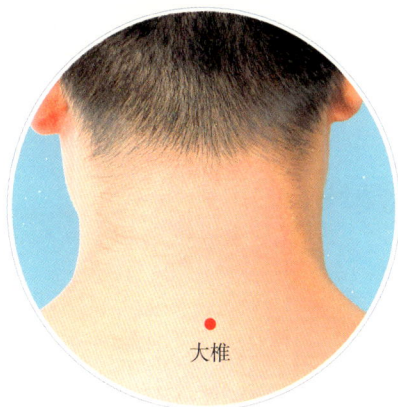

图 5-6-3　大椎体表定位

足三里：在小腿外侧，犊鼻下 3 寸，犊鼻与解溪连线上。在胫骨前肌上取穴。

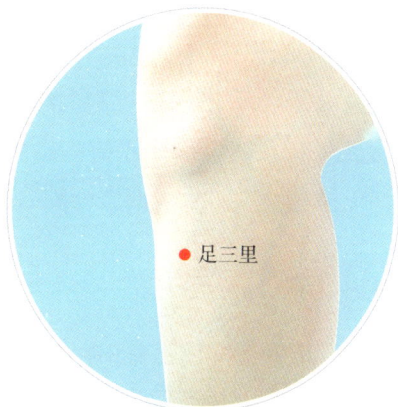

图 5-6-4　足三里体表定位

阴陵泉：在小腿内侧，胫骨内侧髁下缘与胫骨内侧缘之间的凹陷中。

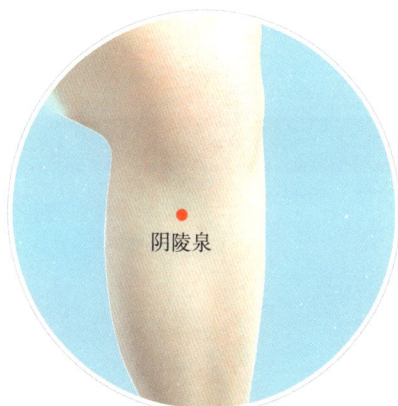

图 5-6-5　阴陵泉体表定位

太溪：在踝区，内踝尖与跟腱之间的凹陷中。

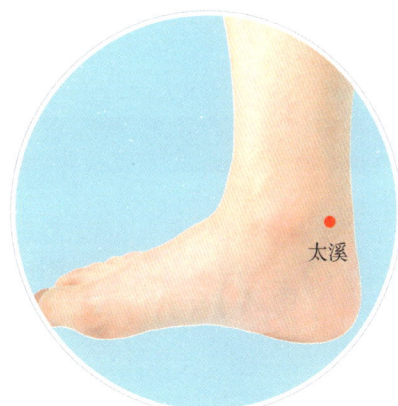

图 5-6-6　太溪体表定位

操作

艾条悬灸，每部位悬灸 5 分钟，每天 1 次，7 天为 1 个疗程。

第七节 哮喘

概述

哮喘是以呼吸困难、张口抬肩、鼻翼扇动甚则喘息不能平卧为主要症状的常见呼吸系统疾病。哮指声响而言，喘是以气息而言，有声无痰谓之哮，有痰无声谓之喘，临床两者常同时并见，故称哮喘。

病因病机

哮喘的病变部位主要在肺，病机关键为痰饮内伏。其发生内因责之于肺、脾、肾三脏功能不足，致痰饮留伏于肺；外因主要是由于感受外邪，嗜食咸酸等，肺失宣降，肺气不利，触引伏痰，痰气搏击，气机升降不利发为哮喘。

辨证论治

本病以咳嗽阵作、喘促、气急、喉间痰鸣，甚至不能平卧、烦躁不安、口唇青紫为辨证要点，适合艾灸治疗的常见分型有风寒束肺、肺脾气虚和肺肾两虚证。

证型	辨证要点	舌象、脉象
风寒束肺	发病前多有鼻痒、咽痒、喷嚏、咳嗽等症，痰白多泡，口不渴或渴喜热饮，恶寒，易受寒而发，面青肢冷	舌淡苔白或白滑，脉浮紧或弦紧
肺脾气虚	气短声低，喉中时有轻度哮鸣，痰多白稀，自汗怕风，倦怠乏力，纳少便溏	舌淡苔白，脉细弱
肺肾两虚	气息短促，活动尤甚，痰黏有沫，脑鸣耳鸣，腰膝酸软，五心烦热，口干颧红或面色苍白，畏寒肢冷	舌红苔少，脉细数或舌胖苔白，脉沉细

治则

止哮平喘。

治疗

处方（图 5-7-1 至图 5-7-5）

主穴：定喘、肺俞、膻中。

随证配穴：

（1）风寒束肺证加风池、风门以祛风平喘，肃肺止哮。

（2）肺脾气虚证加膏肓、脾俞以补脾益肺，止哮平喘。

（3）肺肾两虚证加气海、太溪以补益肺肾，止哮平喘。

风池：在颈后区，枕骨之下，胸锁乳突肌上端与斜方肌上端之间的凹陷中。

定喘：在脊柱区，横平第 7 颈椎棘突下，后正中线旁开 0.5 寸。大椎旁开 0.5 寸，即是本穴。

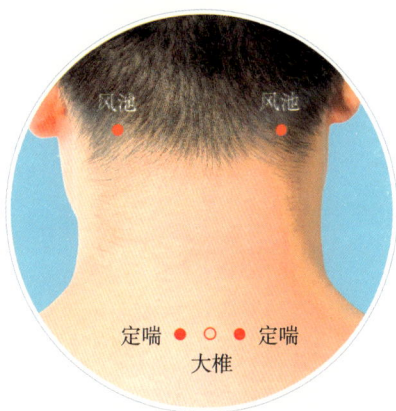

图 5-7-1　风池、定喘体表定位

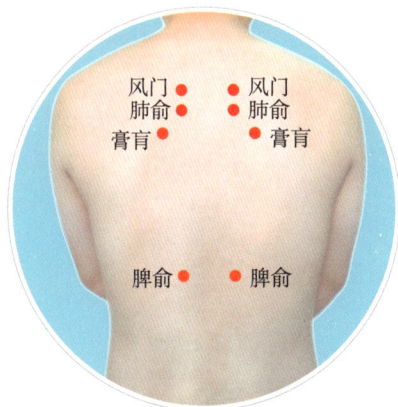

图 5-7-2　风门至膏肓体表定位

风门：在脊柱区，第 2 胸椎棘突下，后正中线旁开 1.5 寸。

肺俞：在脊柱区，第 3 胸椎棘突下，后正中线旁开 1.5 寸。

脾俞：在脊柱区，第 11 胸椎棘突下，后正中线旁开 1.5 寸。

膏肓：在脊柱区，第 4 胸椎棘突下，后正中线旁开 3 寸。

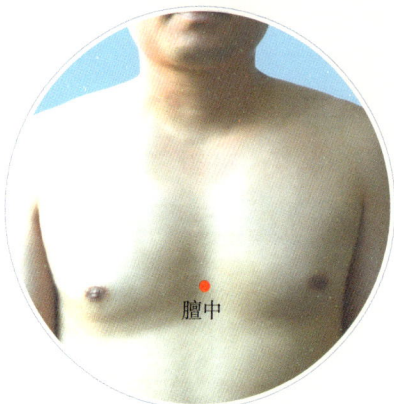

图5-7-3　膻中体表定位

膻中：在上腹部，横平第 4 肋间隙，前正中线上。

气海：在下腹部，脐中下 1.5 寸，前正中线上。

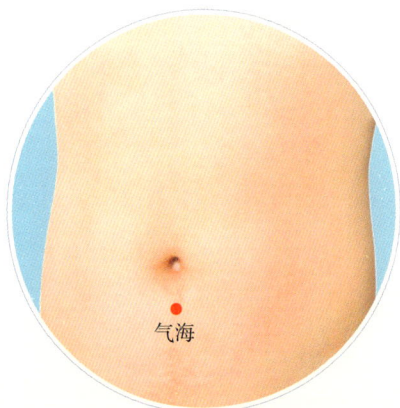

图5-7-4　气海体表定位

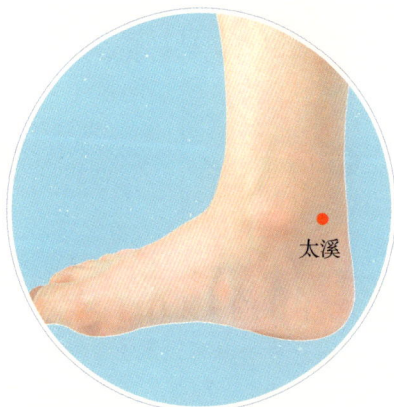

图5-7-5　太溪体表定位

太溪：在踝区，内踝尖与跟腱之间的凹陷中。

操作

艾条悬灸，每穴灸 5 分钟，每天 1 次，10 天为 1 个疗程。

<h2>第八节　胃痛</h2>

概述

胃痛是临床上常见的内科疾病，以上腹胃脘部疼痛不适为主要临床表现，可伴有嗳气、吞酸、呕吐等症状。属于中医脾胃病的范畴，相当于西医学中的急慢性胃肠炎、胃与十二指肠溃疡等疾病。

病因病机

多由于先天禀赋不足，或劳倦过度、饮食生冷，或久病脾胃受损等而致脾胃虚弱，脾阳不足，寒客中焦，影响中焦气机，致胃失温养而成胃痛。

辨证论治

根据病位、病性等不同情况，适宜艾灸的常见分型有肝胃不和、寒热错杂和脾虚气滞证。

证型	辨证要点	舌象、脉象
肝胃不和	胃部胀痛，两胁胀满，每因情志不畅而发作或加重，痞塞不舒，心烦易怒，善太息	舌淡红，苔薄白，脉弦
寒热错杂	胃脘痞满或疼痛，遇冷加重，肢冷便溏，嗳气纳呆，嘈杂泛酸	舌淡苔黄，脉弦细滑
脾虚气滞	胃脘痞闷或胀痛，食少纳呆，纳少泛恶，嗳气，呃逆，疲乏无力	舌淡，苔薄白，脉细弦

治则

和胃止痛。

治疗

处方（图 5-8-1 至图 5-8-6）

主穴：中脘、内关、足三里。

随证配穴：

（1）肝胃不和证加胃俞、太冲以疏肝解郁，理气和胃。

（2）寒热错杂证加神阙、天枢以温胃散寒，降逆止痛。

（3）脾虚气滞证加膻中、脾俞以健脾理气，通络止痛。

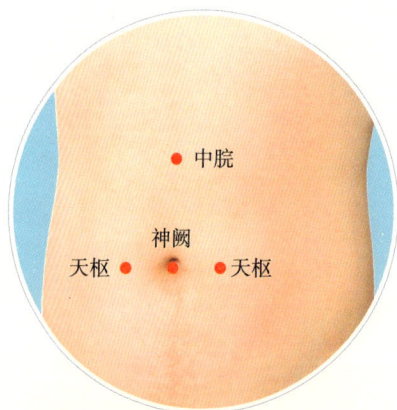

图 5-8-1　中脘至天枢体表定位

中脘：在上腹部，脐中上 4 寸，前正中线上。

神阙：在脐区，脐中央。

天枢：在腹部，横平脐中，前正中线旁开 2 寸。

内关：在前臂前区，腕掌侧远端横纹上 2 寸，掌长肌腱与桡侧腕屈肌腱之间。

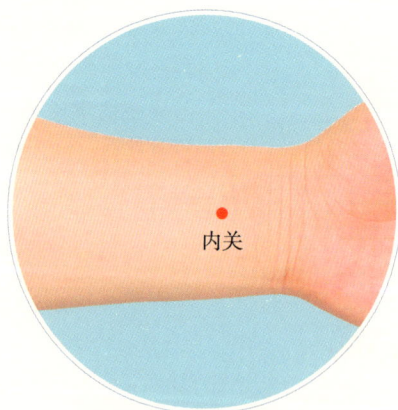

图 5-8-2　内关体表定位

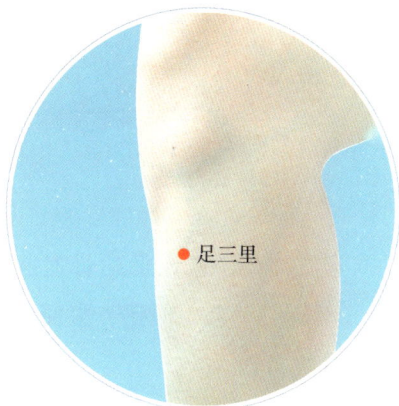

图 5-8-3 足三里体表定位

足三里：在小腿外侧，犊鼻下 3 寸，犊鼻与解溪连线上。在胫骨前肌上取穴。

胃俞：在脊柱区，第 12 胸椎棘突下，后正中线旁开 1.5 寸。

脾俞：在脊柱区，第 11 胸椎棘突下，后正中线旁开 1.5 寸。

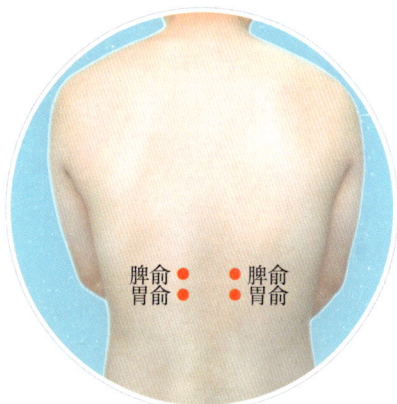

图 5-8-4 胃俞、脾俞体表定位

太冲：在足背，第 1、2 跖骨间，跖骨底结合部前方凹陷中，或触及动脉搏动。

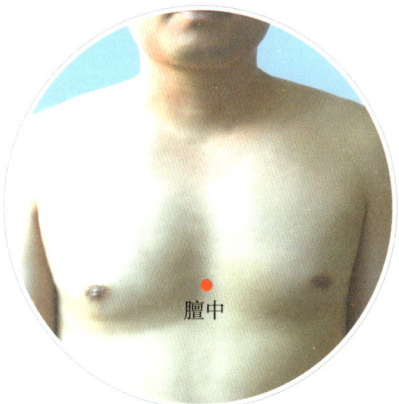

图 5-8-5 膻中体表定位

膻中：在上腹部，横平第 4 肋间隙，前正中线上。

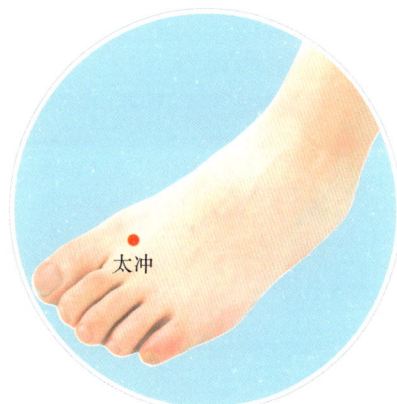

图 5-8-6 太冲体表定位

操作

艾条悬灸上述穴位，每穴 5 分钟，每天 1 次，7 天为 1 个疗程。

第九节　胃下垂

概述

　　胃下垂是指胃的纵轴向下延长，胃下极明显降低，甚至低达骨盆腔的一种消化系统疾病。临床常见脘腹痞满、嗳气不舒、纳差、便秘、腹痛等症状。属于中医学的"胃下""胃痛""痞满"等病之范畴。

病因病机

　　中医认为胃主受纳，为水谷之海，以降为顺，脾主运化，以升为顺，脾胃相合，升降有序。由于饮食、劳累过度、情志内伤等损伤脾胃，脾胃虚弱，升降失调，清阳不升，中气下陷而致胃下垂。

辨证论治

　　根据病位、病性等不同情况适宜艾灸的常见分型有胃阴亏虚和脾气下陷证。

证型	辨证要点	舌象、脉象
胃阴亏虚	胃似饥而不欲食，渴不欲饮，口干舌燥，纳呆干呕，手足心热	舌红少津裂纹、少苔、无苔或剥苔，脉细数
脾气下陷	纳呆腹胀，脘痞肠鸣，口淡乏味，腹部隐隐作痛，肌酸乏力，头晕头重	舌胖大，苔白腻，脉滑而无力

治则

　　补中益气。

治疗

◉ **处方**（图 5-9-1 至图 5-9-3）

主穴： 足三里、神阙。

随证配穴：

（1）胃阴亏虚证加中脘、胃俞以温补脾肾。

（2）脾气下陷证加气海、关元以升阳举陷。

足三里： 在小腿外侧，犊鼻下 3 寸，犊鼻与解溪连线上。在胫骨前肌上取穴。

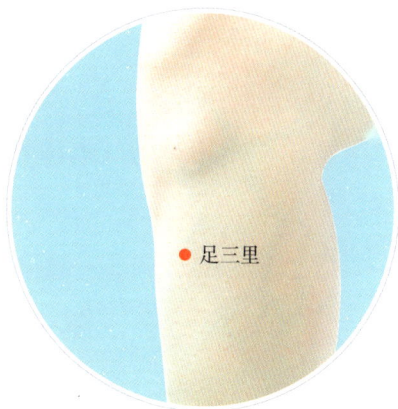

图 5-9-1 足三里体表定位

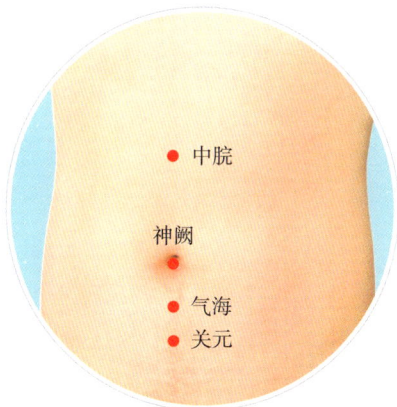

神阙： 在脐区，脐中央。

中脘： 在上腹部，脐中上 4 寸，前正中线上。

气海： 在下腹部，脐中下 1.5 寸，前正中线上。

关元： 在下腹部，脐中下 3 寸，前正中线上。

图 5-9-2 神阙至关元体表定位

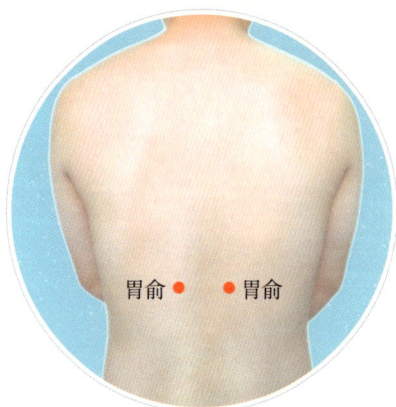

胃俞：在脊柱区，第 12 胸椎棘突下，后正中线旁开 1.5 寸。

胃俞 ● ● 胃俞

图 5-9-3　胃俞体表定位

操作

艾条悬灸，每穴施灸 5 分钟，每天 1 次，10 天为 1 个疗程。

第十节　泄泻

概述

　　泄泻又称"腹泻"，临床以大便次数增多，粪质稀薄，甚至"泻出如水样"为特征的一种脾胃肠道疾病。古人将大便溏薄者称为"泄"，大便如水注者称为"泻"。本病一年四季均可发生，但以夏秋两季多见。

病因病机

　　泄泻病变脏腑在脾、胃和大小肠。主要是由于感受外邪、饮食不节、情志所伤及脏腑虚弱等因素导致脾虚湿盛，脾失健运，大小肠传化失常，升降失调，清浊不分，而成泄泻。

辨证论治

　　本病病位在脾、胃、肠，辨证要点以辨寒热虚实、泻下物和缓急为主。适宜艾灸的常见分型有寒湿困脾型、脾胃虚弱型、脾肾阳虚型、肝郁脾虚型。

证型	辨证要点	舌象、脉象
寒湿困脾	腹泻因感受寒湿而发，大便清稀或如水样，腹痛肠鸣，泻后痛减，得热则舒，畏寒食少	苔白滑、脉濡缓
脾胃虚弱	大便时溏时泻，夹带黏液，稍进食油腻之物则大便次数增多，脘腹胀痛不舒，面色萎黄，肢倦乏力	舌淡苔白，脉细弱
脾肾阳虚	晨起泄泻，大便夹有不消化食物，脐腹冷痛，喜暖，形寒肢冷	舌淡胖，苔白，脉沉细
肝郁脾虚	腹痛，肠鸣，泄泻，每因情志不畅而发，泻后痛缓	舌质红，苔薄白，脉弦

治则

涩肠止泻。

治疗

处方（图 5-10-1 至图 5-10-6）

主穴：神阙、足三里、天枢。

随证配穴：

（1）寒湿困脾证加阴陵泉、梁丘，散寒除湿。

（2）脾胃虚弱证加中脘、脾俞，健脾益气，和胃渗湿。

（3）脾肾阳虚证加脾俞、肾俞，温补脾肾，固涩止泻。

（4）肝郁脾虚证加肝俞、脾俞、太冲，健脾止泻，疏肝行气。

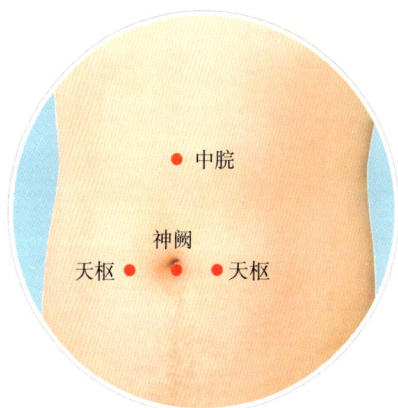

图 5-10-1　神阙至中脘体表定位

神阙：在脐区，脐中央。

天枢：在腹部，横平脐中，前正中线旁开2寸。

中脘：在上腹部，脐中上4寸，前正中线上。

足三里：在小腿外侧，犊鼻下3寸，犊鼻与解溪连线上。在胫骨前肌上取穴。

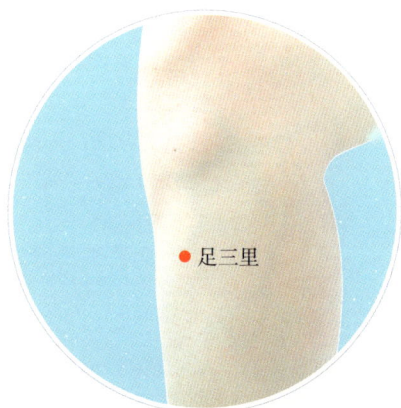

图 5-10-2　足三里体表定位

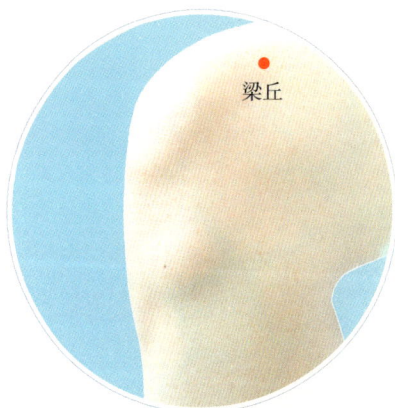

图 5-10-3　梁丘体表定位

梁丘：在股前区，髌底上2寸，股外侧肌与股直肌肌腱之间。

阴陵泉：在小腿内侧，胫骨内侧髁下缘与胫骨内侧缘之间的凹陷中。

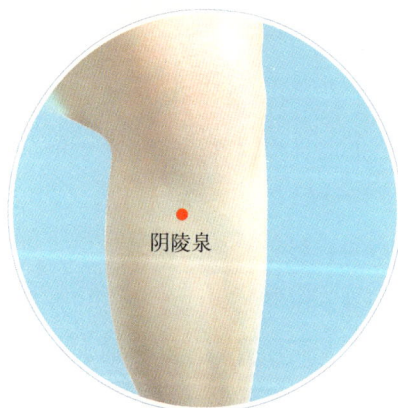

图 5-10-4　阴陵泉体表定位

脾俞：在脊柱区，第 11 胸椎棘突下，后正中线旁开 1.5 寸。

肾俞：在脊柱区，第 2 腰椎棘突下，后正中线旁开 1.5 寸。

肝俞：在脊柱区，第 9 胸椎棘突下，后正中线旁开 1.5 寸。

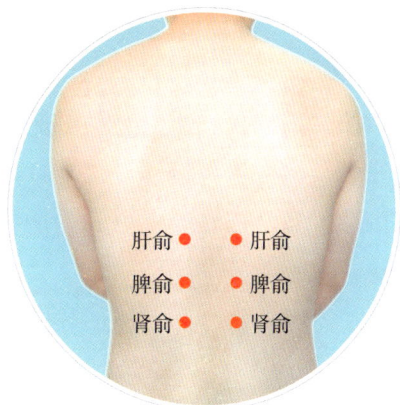

图 5-10-5　脾俞至肝俞体表定位

太冲：在足背，第 1、2 跖骨间，跖骨底结合部前方凹陷中，或触及动脉搏动。

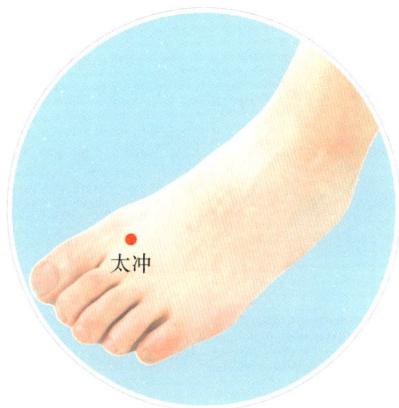

图 5-10-6　太冲体表定位

◯ 操作

神阙穴采用艾炷隔姜灸，每次施灸 8~10 壮；其余穴采用艾条悬灸，每部位悬灸 5 分钟，每天 1 次，5 天为 1 个疗程。

第十一节　便秘

概述

便秘是指粪便在肠内滞留过久，秘结不通，排便周期延长或周期不长、但粪质干结、排出艰难或粪质不硬、虽有便意但便而不畅的病证。

病因病机

便秘的病位在大肠，与脏腑功能失调有关，与肾、脾、肝、肺关系最为密切。多由于外感寒热之邪、内伤饮食情志、病后体虚、阴阳气血不足等因素导致大肠传导失常，伤阴耗液，反过来又影响其他脏腑，最终形成便秘。

辨证论治

本病病位在大肠，疾病初起多为肠道积热，耗伤津液，或七情不和，气机郁滞；病情进一步发展则耗气伤津，形成虚实夹杂；久则气血不足，下元亏损，阳虚阴寒内生，乃成虚证，故辨证要点以辨虚实为主。适宜艾灸的主要证型有肠道气滞证、肺脾气虚证及脾肾阳虚证。

证型	辨证要点	舌象、脉象
肠道气滞	大便不畅，欲解不得，甚则少腹作胀，嗳气频作	舌淡红，苔白，脉细弦
肺脾气虚	大便干结如栗，临厕无力努挣，挣则汗出气短，面色萎黄无华，神疲气怯	舌淡，苔薄白，脉弱
脾肾阳虚	大便秘结，面色白，时作眩晕，心悸，甚则少腹冷痛，小便清长，畏寒肢冷	舌质淡，苔白润，脉沉迟

治则

通腑导滞。

治疗

🔹 **处方**（图 5-11-1 至图 5-11-4）

主穴：天枢、大肠俞。

随证配穴：

（1）肠道气滞证加大横、支沟，行气，通腑导滞。

（2）肺脾气虚证加气海、足三里，健脾益气，通便。

（3）脾肾阳虚证加神阙、足三里、关元，温阳通便。

天枢：在腹部，横平脐中，前正中线旁开2寸。

大横：在腹部，脐中旁开4寸。

气海：在下腹部，脐中下1.5寸，前正中线上。

神阙：在脐区，脐中央。

关元：在下腹部，脐中下3寸，前正中线上。

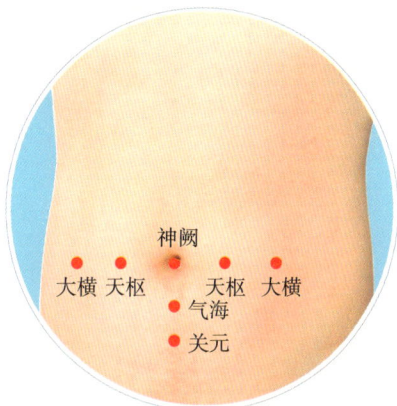

图 5-11-1　天枢至关元体表定位

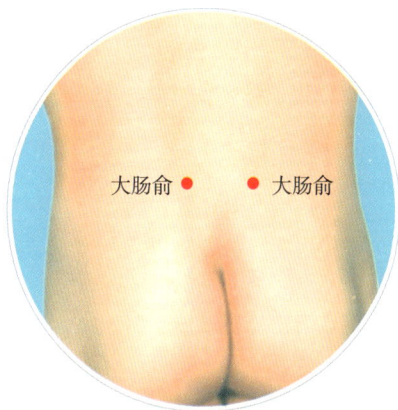

图 5-11-2　大肠俞体表定位

大肠俞：在脊柱区，第4腰椎棘突下，后正中线旁开1.5寸。

支沟：在前臂后区，腕背侧远端横纹上3寸，尺骨与桡骨间隙中点。

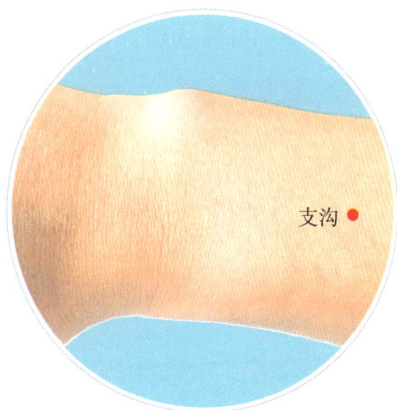

图 5-11-3　支沟体表定位

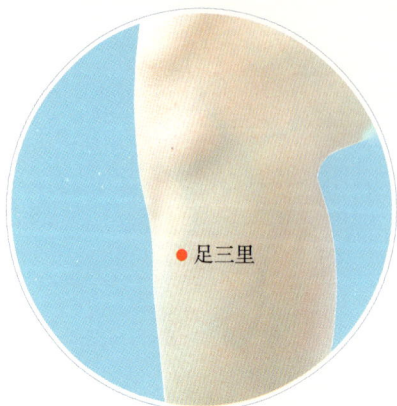

足三里：在小腿外侧，犊鼻下3寸，犊鼻与解溪连线上。在胫骨前肌上取穴。

图 5-11-4　足三里体表定位

操作

艾条悬灸，每部位悬灸5分钟，每天1次，7天为1个疗程。

第十二节　中风

概述

中风是指突然昏仆，不省人事，半身不遂，口眼歪斜，或不经昏仆，仅以半身不遂，口舌歪斜，言语不利，偏身麻木为主要表现的一种病证。相当于西医学脑血管疾病。

病因病机

中风的病位在脑，由于正气亏虚，饮食、情志、劳倦内伤等引起气血逆乱，风、火、痰、瘀致阴阳失调、气血逆乱、脑脉痹阻或血溢脑脉之外。

辨证论治

中风适宜艾灸的证型有中经络－风痰阻络证、气虚血瘀证；中脏腑－阳闭证（痰热内闭）、阴闭证（痰湿蒙窍）、脱证（元气衰败）。

证型	辨证要点	舌象、脉象
风痰阻络	半身不遂，口舌歪斜，舌强言謇或不语，偏身麻木，头晕目眩	舌质暗淡，舌苔薄白或白腻，脉弦滑
气虚血瘀	半身不遂，肢体软弱，偏身麻木，舌歪语謇，手足肿胀，面色淡白，气短乏力，心悸自汗	舌质暗淡，苔薄白或白腻，脉细缓或细涩
痰热内闭	起病骤急，神昏或昏聩，半身不遂，鼻鼾痰鸣，肢体强痉拘急，项背身热，躁扰不宁，甚则手足厥冷，频繁抽搐，偶见呕血	舌质红绛，舌苔黄腻或干腻，脉弦滑数
痰湿蒙窍	素体阳虚，突发神昏，半身不遂，肢体松懈，瘫软不温，甚则四肢逆冷，面白唇暗，痰涎壅盛	舌质暗淡，舌苔白腻，脉沉滑或沉缓
元气衰败	突然神昏或昏聩，肢体瘫软，手撒肢冷汗多，重则周身湿冷，二便失禁	舌痿，舌质紫暗，苔白腻，脉沉缓、沉微

(治)(则)

活血化瘀，化痰通络。

治疗

处方（图5-12-1至图5-12-9）

主穴：百会、大椎、风池、足三里。

随证配穴：

（1）风痰阻络证加曲池、间使、丰隆，活血化瘀，化痰通络。

（2）气虚血瘀证加气海、丰隆、曲池，益气活血，扶正祛邪。

（3）痰热内闭证加曲池、间使、肩井，清热化痰。

（4）痰湿蒙窍证加丰隆、阴陵泉穴，化痰祛湿。

（5）元气衰败证加神阙、气海、关元，益气回阳固脱。

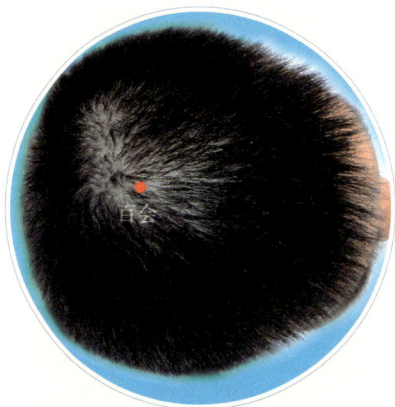

图5-12-1　百会体表定位

百会：在头部，前发际正中直上5寸。

风池：在颈后区，枕骨之下，胸锁乳突肌上端与斜方肌上端之间的凹陷中。

大椎：在脊柱区，第7颈椎棘突下凹陷中，后正中线上。

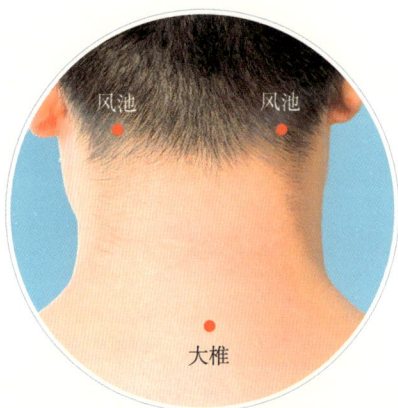

图5-12-2　风池、大椎体表定位

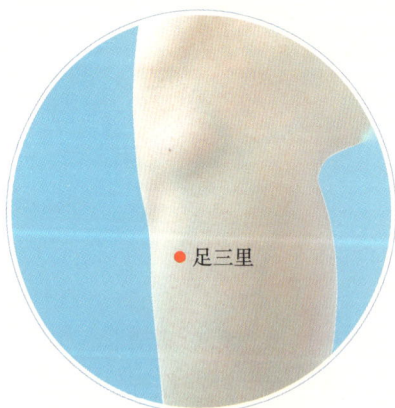

图5-12-3　足三里体表定位

足三里：在小腿外侧，犊鼻下3寸，犊鼻与解溪连线上。在胫骨前肌上取穴。

曲池：在肘区，尺泽与肱骨外上髁连线的中点处。

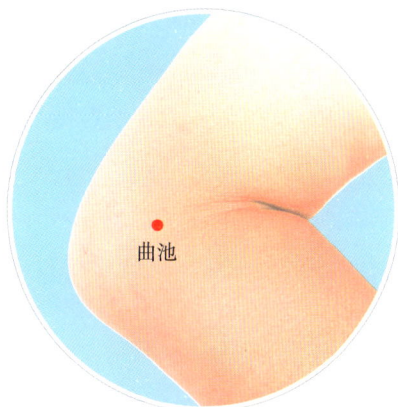

图 5-12-4　曲池体表定位

间使：在前臂前区，腕掌侧远端横纹上 3 寸，掌长肌腱与桡侧腕屈肌腱之间。

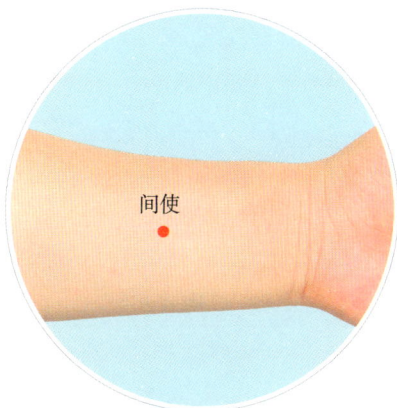

图 5-12-5　间使体表定位

丰隆：在小腿外侧，外踝尖上 8 寸，胫骨前肌的外缘。在犊鼻与解溪连线的中点，条口外侧一横指处。

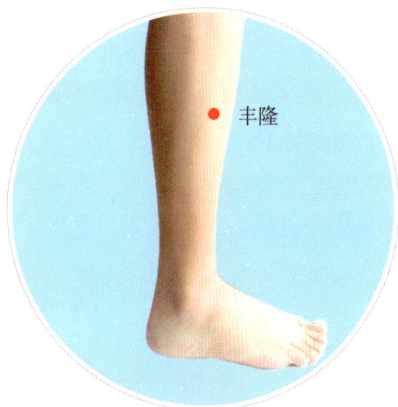

图 5-12-6　丰隆体表定位

气海：在下腹部，脐中下 1.5 寸，前正中线上。

神阙：在脐区，脐中央。

关元：在下腹部，脐中下 3 寸，前正中线上。

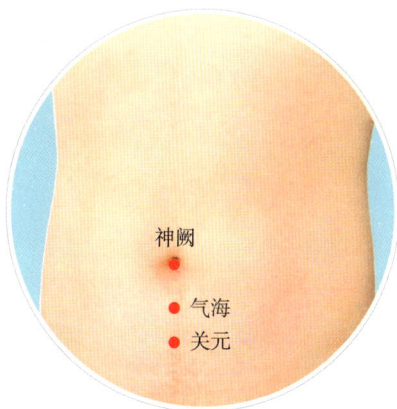

图 5-12-7　气海至关元体表定位

肩井：在肩胛区，第 7 颈椎棘突与肩峰最外侧点连线的中点。

阴陵泉：在小腿内侧，胫骨内侧髁下缘与胫骨内侧缘之间的凹陷中。

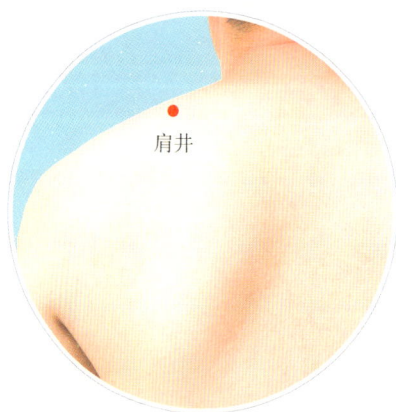

图 5-12-8　肩井体表定位

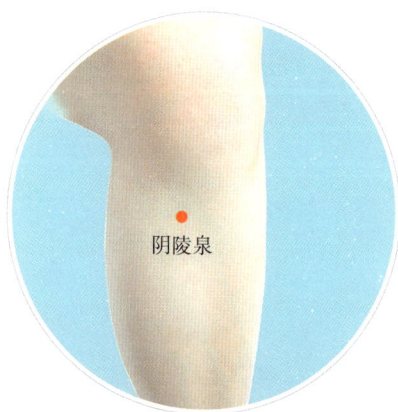

图 5-12-9　阴陵泉体表定位

操作

痰热内闭证诸穴采用雀啄灸，每穴 10~30 次；其余证型诸穴采用艾条悬灸，每部位悬灸 5 分钟。每天 1 次，10 天为 1 个疗程。

第十三节　面瘫

概述

面瘫又称为口眼歪斜，又名"口僻"或"吊线风"，主要表现为口眼向一侧歪斜，额纹消失，眼裂变大，露睛流泪，鼻唇沟变浅，患者鼓腮漏气，不能做皱眉、蹙额、闭目、示齿等动作。相当于西医学周围性面神经麻痹。

病因病机

多为机体正气不足，面部经络感受风寒之邪，导致气血运行受阻，经筋失养。手、足阳经均上头面部，当面部经络受外邪阻滞时，经筋功能失调，就可导致面瘫。

辨证论治

依据临床表现，适合艾灸治疗的有风寒袭络、气虚血瘀和风痰阻络证。

证型	辨证要点	舌象、脉象
风寒袭络	突然口眼歪斜，面部发紧或疼痛，或见恶寒，头痛，无汗	舌苔薄白、脉浮紧
气虚血瘀	口眼歪斜，日久不愈或有外伤手术史，面肌僵硬，时有疼痛抽搐	舌质紫黯，脉弦滑或细弱
风痰阻络	突然口眼歪斜，眼睑闭合不全，或面部抽搐，颜面麻木作胀，伴头重如蒙、胸闷或呕吐痰涎	舌胖大，苔白腻，脉弦滑

治则

疏调经筋，祛邪活络。

治疗

○ 处方（图 5-13-1 至图 5-13-4）

主穴：颊车、地仓、阳白。

随证配穴：

（1）风寒袭络证加风池、翳风以祛风散寒。

（2）气虚血瘀证加牵正、气海以益气活血。

（3）风痰阻络证加太阳、风池以祛风，化痰，通络。

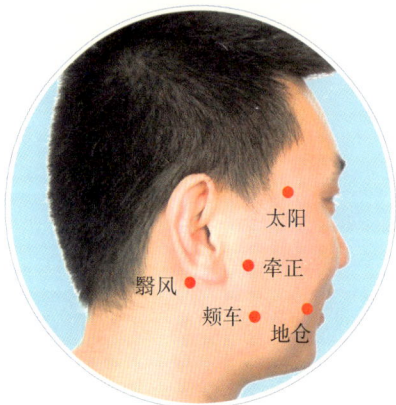

图5-13-1 颊车至太阳体表定位

颊车： 在面部，下颌角前上方一横指（中指）。

地仓： 在面部，口角旁开0.4寸（指寸）。

翳风： 在颈部，耳垂后方，乳突下端前方凹陷中。

牵正： 在耳垂前0.5~1寸，咬肌中。

太阳： 在头部，眉梢与目外眦之间，向后约一横指的凹陷中。

阳白： 在头部，眉上1寸，瞳孔直上。

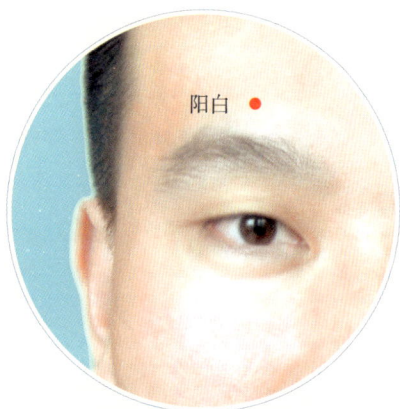

图5-13-2 阳白体表定位

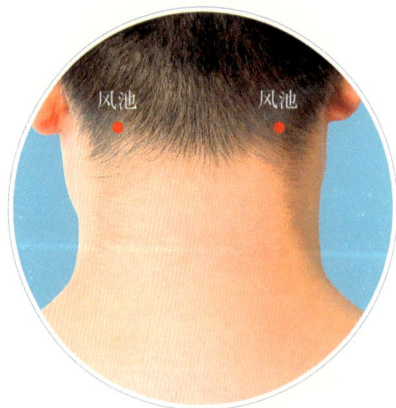

风池： 在颈后区，枕骨之下，胸锁乳突肌上端与斜方肌上端之间的凹陷中。

图5-13-3 风池体表定位

气海：在下腹部，脐中下 1.5 寸，前正中线上。

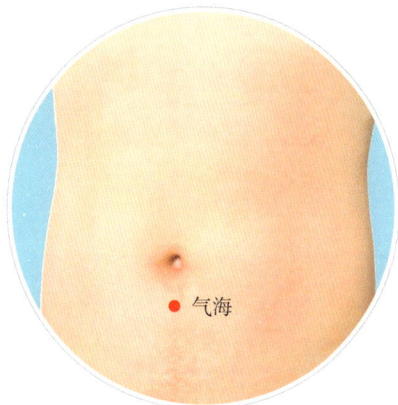

图 5-13-4　气海体表定位

操作

艾条悬灸上述穴位，每穴 5 分钟，每天 1 次，7 天为 1 个疗程。

第十四节　尿失禁

概述

尿失禁是由于膀胱括约肌损伤或神经功能障碍而丧失排尿的自控能力，尿液不自主地流出的一种疾病，按照症状可分为充溢性尿失禁、无阻力性尿失禁、反射性尿失禁、急迫性尿失禁及压力性尿失禁 5 类。本病属于中医"小便不禁""遗尿"等范畴。

病因病机

尿失禁多因肺虚不能制下或脾虚中气下陷，肾虚不能温化水液而尿出不止；湿热下注，壅滞膀胱，气化失常，尿液自溢。病位虽在膀胱，但与肺、脾、肾、心、肝相关。临证以虚证居多。

辨证论治

本病适合艾灸疗法的证型有中气下陷、肾气亏虚、心肾阴虚和肝气郁结证。

证型	辨证要点	舌象、脉象
中气下陷	小便失禁，纳少，便溏，声低气怯，四肢欠温，神疲乏力	舌淡红，边有齿痕，苔薄白，脉细弱
肾气亏虚	小便失禁，腰膝酸软，或伴耳鸣耳聋，头晕目眩	舌淡，或边有齿痕，苔白，脉沉细弱
心肾阴虚	小便失禁，时有心烦，失眠多梦，五心烦热	舌质红，苔少，脉细或细数
肝气郁结	小便失禁，烦躁易怒，情志抑郁，胁肋胀痛	舌淡红，脉细弦

治则

通经止遗。

治疗

处方（图 5-14-1 至图 5-14-4）

主穴：中极、关元。

随证配穴：

（1）中气下陷证加气海、足三里以升气止遗。

（2）肾气亏虚证加肾俞、命门以温肾止遗。

（3）心肾阴虚证加心俞、肾俞以滋阴止遗。

（4）肝气郁结证加肝俞、膻中以疏肝止遗。

中极：在下腹部，脐中下 4 寸，前正中线上。

关元：在下腹部，脐中下 3 寸，前正中线上。

气海：在下腹部，脐中下 1.5 寸，前正中线上。

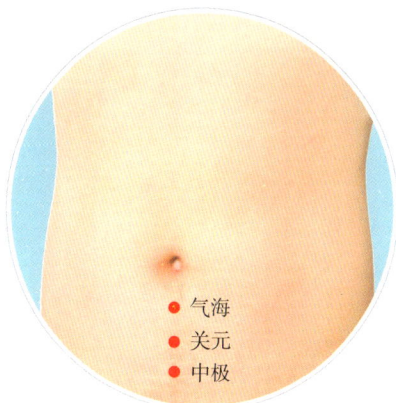

图 5-14-1　中极至气海体表定位

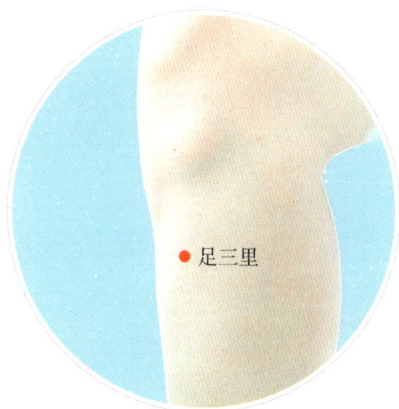

图 5-14-2　足三里体表定位

足三里：在小腿外侧，犊鼻下 3 寸，犊鼻与解溪连线上。在胫骨前肌上取穴。

肾俞：在脊柱区，第 2 腰椎棘突下，后正中线旁开 1.5 寸。

命门：在脊柱区，第 2 腰椎棘突下凹陷中，后正中线上。

心俞：在脊柱区，第 5 胸椎棘突下，后正中线旁开 1.5 寸。

肝俞：在脊柱区，第 9 胸椎棘突下，后正中线旁开 1.5 寸。

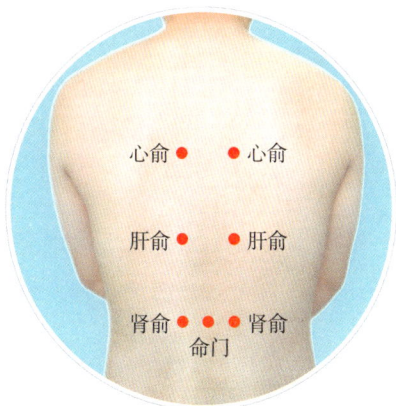

图 5-14-3　肾俞至肝俞体表定位

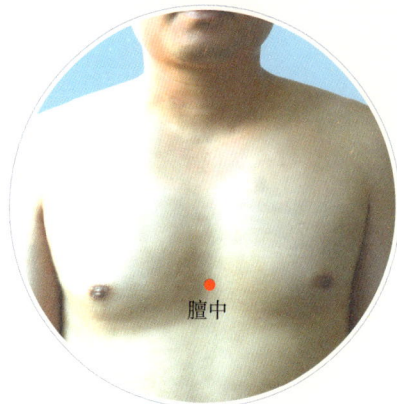

膻中：在上腹部，横平第 4 肋间隙，前正中线上。

膻中

图 5-14-4　膻中体表定位

操作

艾条悬灸，每穴灸 5 分钟，直至皮肤潮红、发热为度，每天 1 次，10 天为 1 个疗程。

第十五节　阳痿

概述

阳痿是指成年男子性交时，由于阴茎萎软不举，或举而不坚，或坚而不久，无法进行正常性生活的病证。

病因病机

本病多由于先天禀赋不足或恣情纵欲，房事过度，以致精气虚损，命门火衰；或思虑忧郁，伤及心脾，惊恐伤肾，使气血不足，宗筋失养；亦有湿热下注，宗筋受灼而驰纵者。

辨证论治

本病艾灸适宜的证型有命门火衰、心脾亏虚和惊恐伤肾证。

证型	辨证要点	舌象、脉象
命门火衰	性欲冷淡，阳事不举，精薄清冷，面色白，喜热畏寒，精神萎靡，头昏乏力，腰脊酸软	舌淡苔白，脉沉细
心脾亏虚	阳痿不举，心悸，失眠多梦，神疲乏力，面色萎黄，食少纳呆，腹胀便溏	舌淡，苔薄白，脉细弱
惊恐伤肾	阳痿不振，心悸易惊，胆怯多疑，夜多噩梦，有被惊吓史	苔薄白，脉弦细

治 则

温补培元。

治疗

处方（图 5-15-1 至图 5-15-3）

主穴：肾俞、关元。

随证配穴：

（1）命门火衰证加命门、腰阳关以温肾壮阳。

（2）心脾亏虚证加心俞、脾俞以补益心脾。

（3）惊恐伤肾证加志室、胆俞以养肾宁神。

关元：在下腹部，脐中下 3 寸，前正中线上。

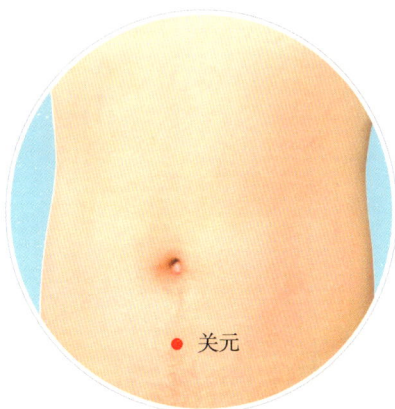

图 5-15-1 关元体表定位

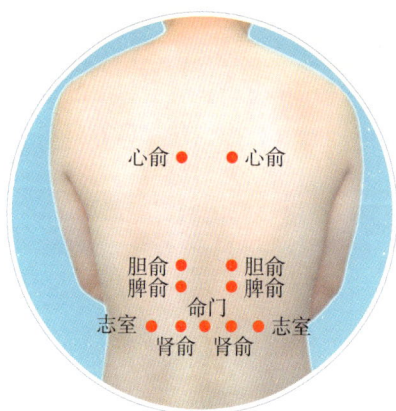

图5-15-2 肾俞至胆俞体表定位

肾俞：在脊柱区，第2腰椎棘突下，后正中线旁开1.5寸。

命门：在脊柱区，第2腰椎棘突下凹陷中，后正中线上。

心俞：在脊柱区，第5胸椎棘突下，后正中线旁开1.5寸。

脾俞：在脊柱区，第11胸椎棘突下，后正中线旁开1.5寸。

志室：在腰区，第2腰椎棘突下，后正中线旁开3寸。

胆俞：在脊柱区，第10胸椎棘突下，后正中线旁开1.5寸。

腰阳关：在脊柱区，第4腰椎棘突下凹陷中，后正中线上。

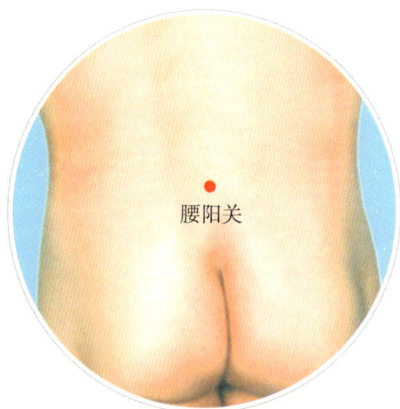

图5-15-3 腰阳关体表定位

操作

艾条悬灸，每穴灸5分钟，直至皮肤潮红、发热为度，每天1次，10天为1个疗程。

第六章

外科疾病

第一节　胆绞痛

概述

本病主要表现为右上腹持续性疼痛，并阵发性加重，疼痛可放射至右肩胛区，伴恶心、呕吐，部分患者可能出现寒战、发热交替进行，甚至黄疸。西医研究表明本病多由于急性胆囊炎、胆石症、胆道蛔虫症等疾病诱发。

病因病机

本病主要由于情志、饮食、痰湿、蛔虫等原因引起。肝气郁滞，横逆犯胃；湿热蕴结，胆失疏泄；脾虚气滞，痰瘀互结，疏泄失司等都可导致肝胆疏泄失常，进而诱发本病。

辨证论治

本病以右上腹持续性疼痛，阵发性加剧为主要临床表现，甚者出现黄疸、高热，患者多有胆道蛔虫、胆石症等病史。可根据发病诱因、兼症、素体等情况进行辨证分型。适宜艾灸的常见分型有肝胃气滞、湿热蕴结和痰热瘀阻证。

证型	辨证要点	舌象、脉象
肝胃气滞	进食油腻饮食后，或在半夜发生右上腹持续性疼痛，阵发性绞痛，并向右肩部放射，伴恶心，呕吐	舌红苔黄，脉弦数
湿热蕴结	发热，黄疸，右上腹持续性疼痛或阵发性绞痛，痛彻右肩与腰背部。右上腹肌紧张，压痛，胸闷口苦，大便不爽、呈灰白色	舌红苔黄腻，脉滑数
痰热瘀阻	进食油腻饮食后，发生脘胁持续性疼痛，心下触之痛，可有畏寒发热，伴呕吐痰涎，纳呆，腹胀	舌红苔黄腻，脉滑

治则

疏肝利胆，缓急止痛。

治疗

◎ **处方**（图 6-1-1 至图 6-1-7）

主穴：胆囊、日月、阳陵泉。

随证配穴：

（1）肝胃气滞证加肝俞、期门以疏肝解郁，行气止痛。

（2）湿热蕴结证加期门、天枢、胆俞、阴陵泉以清热利湿，理气通腑。

（3）痰热瘀阻证加天枢、丰隆、大椎、膈俞以清热豁痰，理气通腑。

胆囊：在小腿外侧，腓骨小头直下 2 寸。

阳陵泉：在小腿外侧，腓骨头前下方凹陷中。

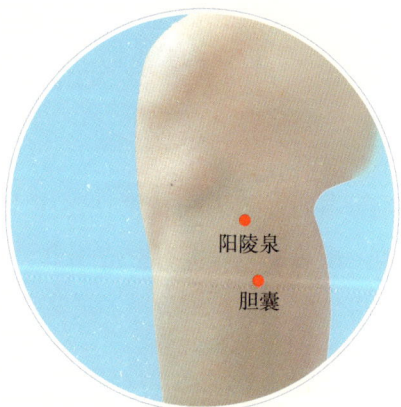

阳陵泉

胆囊

图 6-1-1　胆囊、阳陵泉体表定位

日月：在胸部，第7肋间隙中，前正中线旁开4寸。

期门：在胸部，第6肋间隙，前正中线旁开4寸。

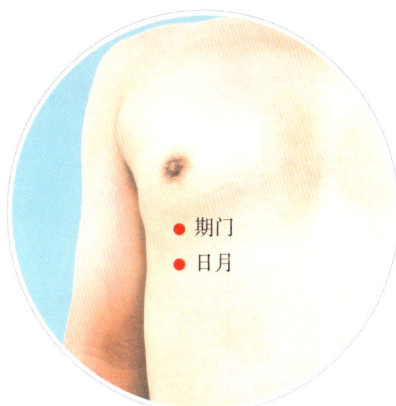

图6-1-2　日月、期门体表定位

肝俞：在脊柱区，第9胸椎棘突下，后正中线旁开1.5寸。

胆俞：在脊柱区，第10胸椎棘突下，后正中线旁开1.5寸。

膈俞：在脊柱区，第7胸椎棘突下，后正中线旁开1.5寸。

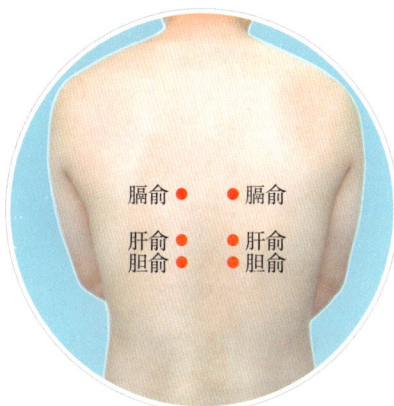

图6-1-3　肝俞至膈俞体表定位

天枢：在腹部，横平脐中，前正中线旁开2寸。

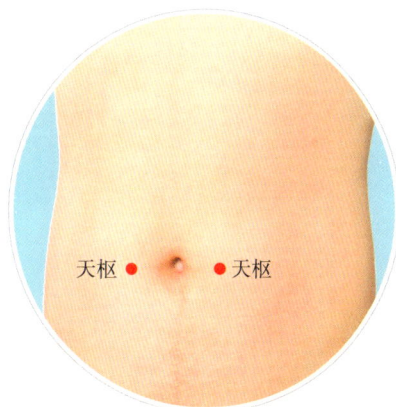

图6-1-4　天枢体表定位

阴陵泉：在小腿内侧，胫骨内侧髁下缘与胫骨内侧缘之间的凹陷中。

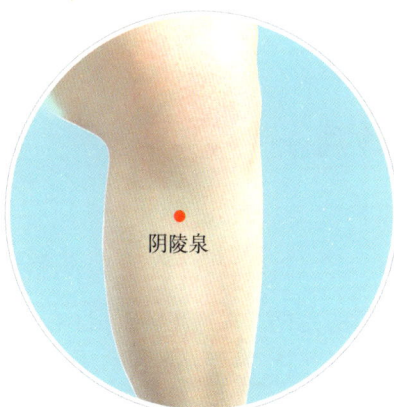

图6-1-5　阴陵泉体表定位

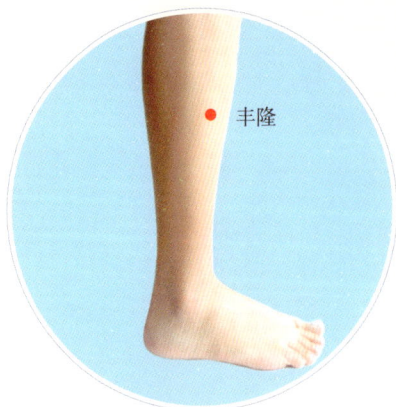

丰隆：在小腿外侧，外踝尖上 8 寸，胫骨前肌的外缘。在犊鼻与解溪连线的中点，条口外侧一横指处。

图 6-1-6 丰隆体表定位

大椎：在脊柱区，第 7 颈椎棘突下凹陷中，后正中线上。

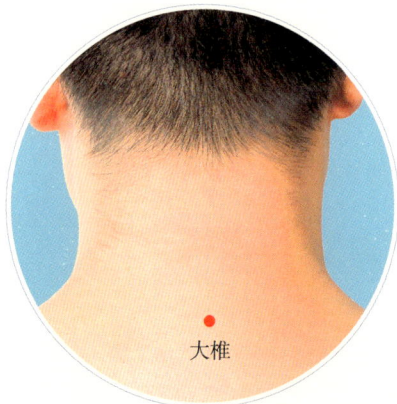

图 6-1-7 大椎体表定位

操作

湿热蕴结证、痰热瘀阻证诸穴采用雀啄灸，每穴 10~30 次；其余证型采用艾条悬灸，每部位悬灸 5 分钟。每天 1 次，10 天为 1 个疗程。

第二节　肠痈

概述

肠痈是指发生于肠道的痈肿，属于内痈的范畴，临床以转移性右下腹痛为主要临床表现，相当于西医的急性阑尾炎、回肠末端憩室炎、克罗恩病等，其中以急性阑尾炎最为常见。

病因病机

主要由于暴饮暴食、不避生冷、不洁之物引起肠胃痞阻；或过食油腻辛辣，湿热内蕴；或暴饮暴食后急迫奔走或腹部用力，肠络受损，瘀阻不通，最终导致肠腑局部气血瘀滞，郁而化热，积热不散，腐肉成痈。

辨证论治

本病以转移性右下腹持续性疼痛，阵发性加剧为辨证要点。适宜艾灸的常见分型有肠腑气蕴和热盛肉腐证。

证型	辨证要点	舌象、脉象
肠腑气蕴	转移性右下腹痛，呈持续性、进行性加重，右下腹局限性压痛拒按；伴恶心，呕吐，可有轻度发热，纳差	苔白腻，脉弦滑或弦紧
热盛肉腐	腹痛加剧，右下腹或全腹压痛、反跳痛，右下腹可摸及包块；伴壮热恶心，呕吐，便秘或腹泻	舌红苔黄腻，脉弦数或滑数

治则

通腑泄热，活血解毒。

治疗

○ **处方**（图 6-2-1 至图 6-2-6）

主穴： 阑尾、上巨虚。

随证配穴：

（1）肠腑气蕴证加太冲、膈俞、足三里以行气活血，通腑泄热。

（2）热盛肉腐证加阴陵泉、天枢、大椎以泻热祛腐。

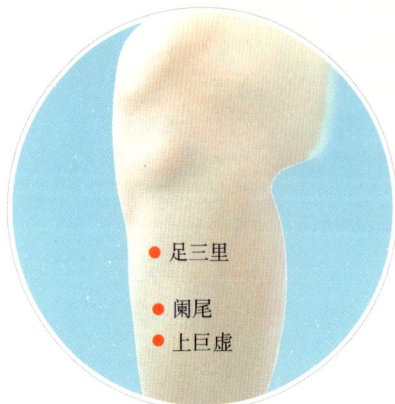

图 6-2-1　阑尾至足三里体表定位

阑尾：在小腿外侧，髌韧带外侧凹陷下 5 寸，胫骨前嵴外一横指（中指）。

上巨虚：在小腿外侧，犊鼻下 6 寸，犊鼻与解溪连线上。在胫骨前肌上取穴。

足三里：在小腿外侧，犊鼻下 3 寸，犊鼻与解溪连线上。在胫骨前肌上取穴。

太冲：在足背，第 1、2 跖骨间，跖骨底结合部前方凹陷中，或触及动脉搏动。

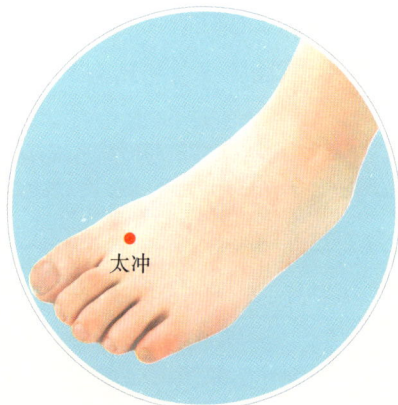

图 6-2-2　太冲体表定位

膈俞：在脊柱区，第 7 胸椎棘突下，后正中线旁开 1.5 寸。

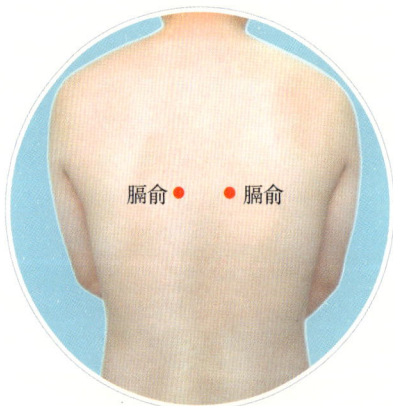

图 6-2-3　膈俞体表定位

阴陵泉：在小腿内侧，胫骨内侧髁下缘与胫骨内侧缘之间的凹陷中。

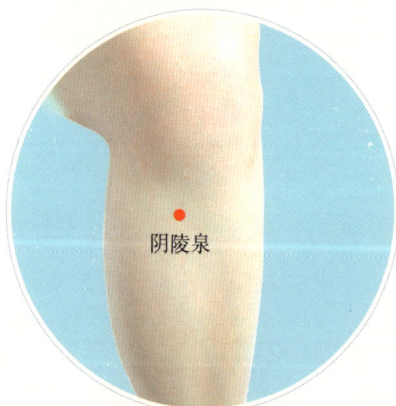

图 6-2-4　阴陵泉体表定位

天枢：在腹部，横平脐中，前正中线旁开2寸。

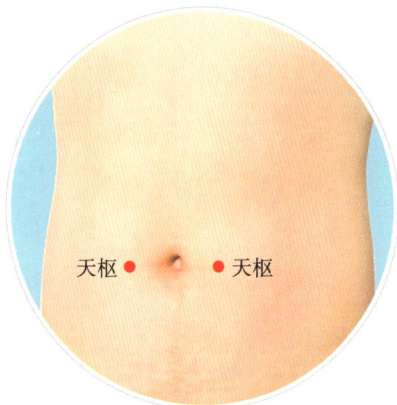

图 6-2-5　天枢体表定位

大椎：在脊柱区，第7颈椎棘突下凹陷中，后正中线上。

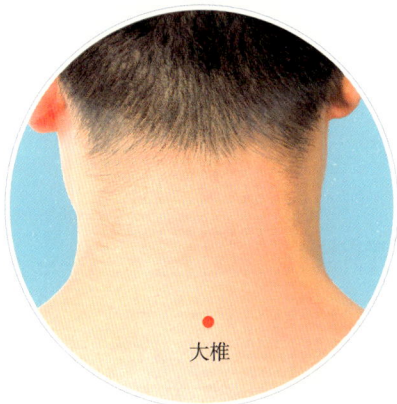

图 6-2-6　大椎体表定位

操作

热盛肉腐证诸穴采用雀啄灸，每穴 10~30 次；肠腑气蕴证诸穴采用艾条悬灸，每穴灸 5 分钟，直至皮肤潮红、发热为度。每天 1 次，7 天为 1 个疗程。

第三节　慢性前列腺炎

概述

慢性前列腺炎是以排尿刺激症状和膀胱生殖区疼痛为主要表现的生殖系统综合征，是成年男性的常见病。主要表现有会阴、小腹胀痛，排尿不适，尿道灼热，具有发病缓慢、病情反复、缠绵难愈的特点。

病因病机

　　本病的成因有内、外因之分，外因主要是由于下阴不洁，秽浊之邪从下侵入机体，上犯膀胱而发。内因多由于饮食不节，过食醇酒甘肥，酿生湿浊，久而化热，湿热下注；或由肝郁化火，脾虚湿生，肝经湿热下注；或由于欲念不遂，心肾不交，或房劳过度，房室不洁，湿热之邪从精道内侵，湿热壅滞，气血瘀结；或先天禀赋不足，房事不节，损伤肾精，或精神过用，精血暗耗，或久病伤正，肾气受损，阴精戕伤，而致本病。

辨证论治

　　本病的诊断依据为小腹、会阴、睾丸部有胀痛不适感，尿频，排尿或大便时尿道可有白色分泌物排出，可伴有神疲乏力、头晕、腰膝酸软、性欲减退、遗精、早泄、阳痿、不育等症。以中老年男性多见，呈慢性过程，反复发作。根据病因病机适合艾灸的常见辨证分型为湿热蕴结、气滞血瘀、肝肾阴虚、肾阳虚损和肝气郁结证。

证型	辨证要点	舌象、脉象
湿热蕴结	尿频、尿急、尿痛，有灼热感，排尿或大便时尿道有白浊溢出，会阴、腰骶、睾丸有坠胀疼痛	舌红苔黄，脉弦数
气滞血瘀	少腹、会阴、睾丸坠胀不适，或有血尿	舌质暗红或有瘀点，苔白或黄，脉沉弦
肝肾阴虚	腰膝酸软，头昏眼花，失眠，多梦，遗精或血精，阳事易兴，排尿或大便时尿道有白浊滴出	舌红，少苔，脉细数
肾阳虚损	头昏神疲，腰酸，膝冷，阳痿早泄，甚至稍劳即尿道有白浊溢出	舌质淡胖，苔白，脉沉细
肝气郁结	少腹、会阴、睾丸胀痛，胸胁胀满	舌质暗红，苔白或黄，脉弦

治则

通络导滞。

治疗

处方（图 6-3-1 至图 6-3-6）

主穴：中极、关元。

随证配穴：

（1）湿热蕴结证加气海、三阴交、阴陵泉以清热解毒，导湿渗浊。

（2）气滞血瘀证加气海、秩边、次髎以活血祛瘀，通络导滞。

（3）肝肾阴虚证加肾俞、小肠俞、三阴交以补肾滋阴，清泄相火。

（4）肾阳虚损证加命门、腰阳关、肾俞、三阴交以温肾固精。

（5）肝气郁结证加太冲、阳陵泉以疏肝理气。

中极：在下腹部，脐中下 4 寸，前正中线上。

关元：在下腹部，脐中下 3 寸，前正中线上。

气海：在下腹部，脐中下 1.5 寸，前正中线上。

三阴交：在小腿内侧，内踝尖上 3 寸，胫骨内侧缘后际。

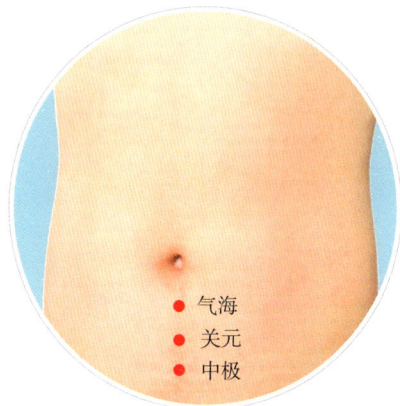

图 6-3-1　中极至气海体表定位

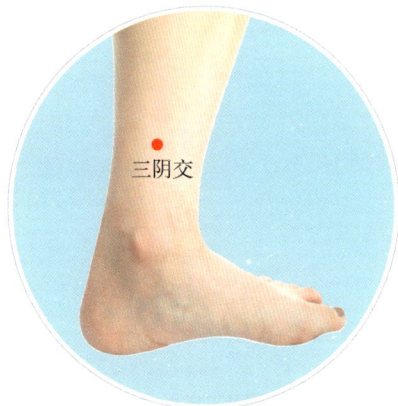

图 6-3-2　三阴交体表定位

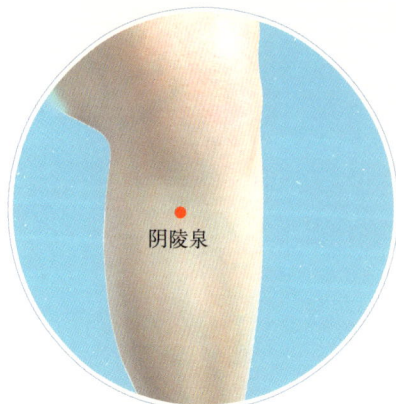

阴陵泉：在小腿内侧，胫骨内侧髁下缘与胫骨内侧缘之间的凹陷中。

图 6-3-3 阴陵泉体表定位

秩边：在骶区，横平第4骶后孔，骶正中嵴旁开3寸。

次髎：在骶区，正对第2骶后孔中。

命门：在脊柱区，第2腰椎棘突下凹陷中，后正中线上。

腰阳关：在脊柱区，第4腰椎棘突下凹陷中，后正中线上。

肾俞：在脊柱区，第2腰椎棘突下，后正中线旁开1.5寸。

小肠俞：在骶区，横平第1骶后孔，骶正中嵴旁开1.5寸。

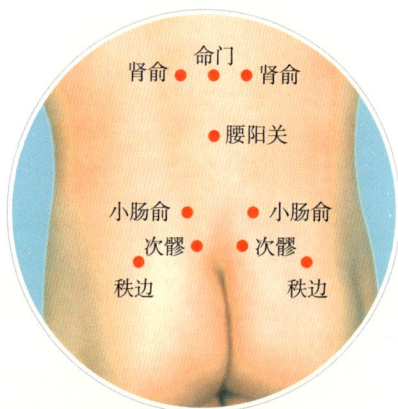

图 6-3-4 秩边至小肠俞体表定位

太冲：在足背，第1、2跖骨间，跖骨底结合部前方凹陷中，或触及动脉搏动。

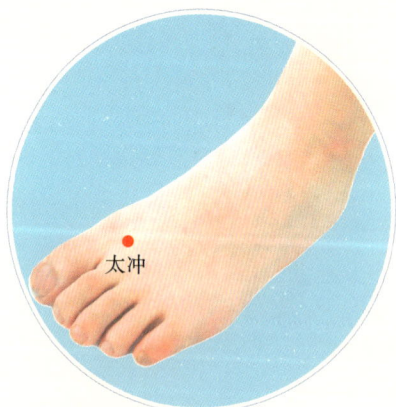

图 6-3-5 太冲体表定位

阳陵泉：在小腿外侧，腓骨头前下方凹陷中。

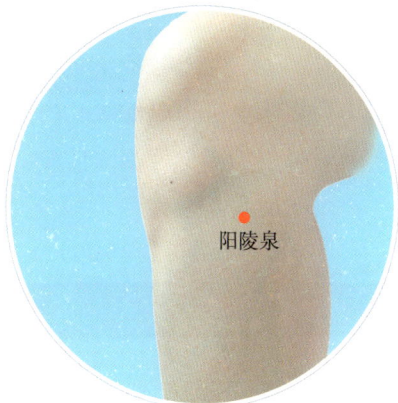

图 6-3-6　阳陵泉体表定位

操作

湿热蕴结证诸穴采用雀啄灸，每穴 10~30 次；其余证型诸穴采用艾条悬灸，每穴灸 5 分钟。每天 1 次，10 天为 1 个疗程。

第四节　脱肛

概述

脱肛是直肠黏膜、肛管、直肠全层和部分乙状结肠向下移位而脱出肛门外的一种疾病。相当于西医学的直肠脱垂，常见于老人、小儿和多产妇女。

病因病机

中医学认为小儿气血未盛，老年人气血衰退，中气不足，妇女分娩用力耗气，气血亏损导致气虚下陷，固摄失司，均可致肛管直肠向外脱出。本病除与大肠有关，还与肺、胃、脾、肾等脏腑有关。病分虚实两端：实者多因便秘、痔疮等病，湿热郁于直肠，局部肿胀，里急后重，排便过度努责，约束受损；虚者多因真元不足，关门不固。

辨证论治

本病临床上主要以便时肛内肿物脱出为辨证要点，根据其脱出物能否自行还纳、脱出物颜色等不同情况，适宜艾灸的常见分型有脾虚气陷、湿热下注、气血两虚等证。

证型	辨证要点	舌象、脉象
脾虚气陷	便后肛门有物脱出，直肠脱垂呈半球形或圆锥形，甚则咳嗽、行走、排尿时脱出，劳累后加重，伴有脘腹重坠、纳少、神疲体倦、气短声低、头晕心悸	舌质淡体胖，边有齿痕，脉弱
湿热下注	直肠脱出，嵌顿不能还纳，脱垂的直肠黏膜有糜烂、溃疡，伴有肛门肿痛、面赤身热、口干口臭、腹胀便结、小便短赤	舌红，苔黄腻，脉滑数
气血两虚	直肠脱出，伴有面白或萎黄、少气懒言、头晕眼花、心悸健忘或失眠	舌质淡白，脉细弱

治则

益气固脱，升阳举陷。

治疗

◎ 处方（图6-4-1至图6-4-8）

主穴：大肠俞。

随证配穴：

（1）脾虚气陷证加百会、脾俞、胃俞、气海以补中益气，升提固脱。

（2）湿热下注证加阴陵泉、飞扬、承山、丰隆、三阴交以清热利湿。

（3）气血两虚证加脾俞、胃俞、足三里以益气养血。

大肠俞：在脊柱区，第 4 腰椎棘突下，后正中线旁开 1.5 寸。

脾俞：在脊柱区，第 11 胸椎棘突下，后正中线旁开 1.5 寸。

胃俞：在脊柱区，第 12 胸椎棘突下，后正中线旁开 1.5 寸。

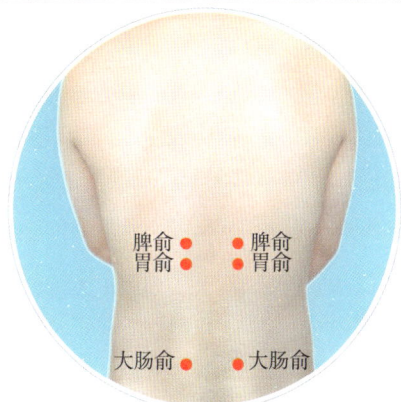

图 6-4-1　大肠俞至胃俞体表定位

百会：在头部，前发际正中直上 5 寸。

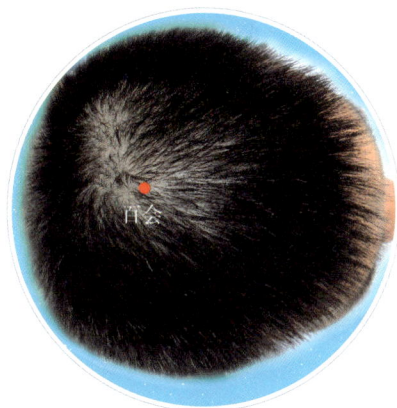

图 6-4-2　百会体表定位

气海：在下腹部，脐中下 1.5 寸，前正中线上。

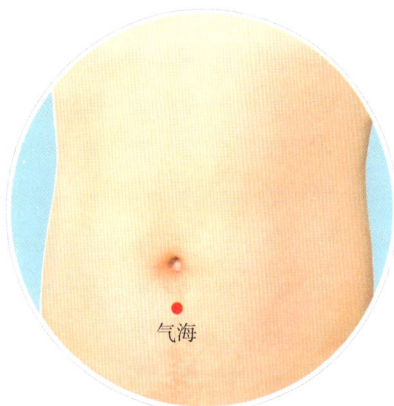

图 6-4-3　气海体表定位

阴陵泉：在小腿内侧，胫骨内侧髁下缘与胫骨内侧缘之间的凹陷中。

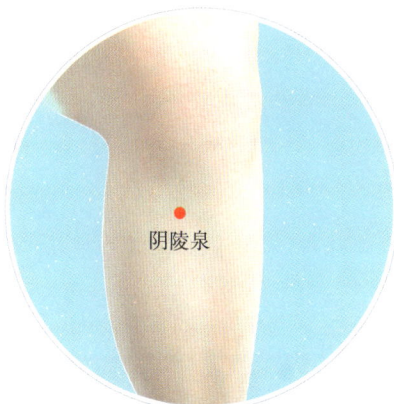

图 6-4-4　阴陵泉体表定位

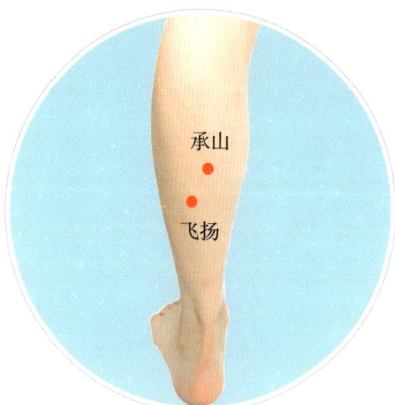

图6-4-5　飞扬、承山体表定位

飞扬：在小腿后区，昆仑直上7寸，腓肠肌外下缘与跟腱移行处。

承山：在小腿后区，腓肠肌两肌腹与肌腱交角处。伸直小腿或足跟上提时，在腓肠肌肌腹下出现尖角凹陷中（即腓肠肌内、外侧头分开的地方，呈"人"字形沟）。

丰隆：在小腿外侧，外踝尖上8寸，胫骨前肌的外缘。在犊鼻与解溪连线的中点，条口外侧一横指处。

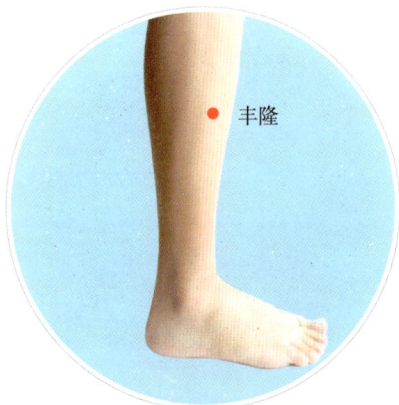

图6-4-6　丰隆体表定位

三阴交：在小腿内侧，内踝尖上3寸，胫骨内侧缘后际。

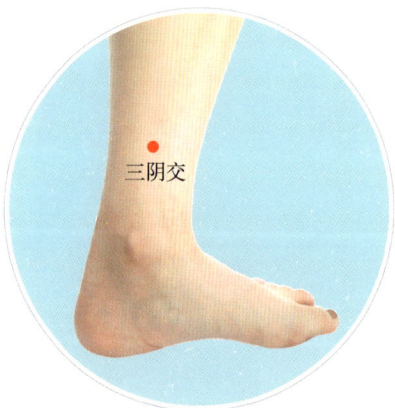

图6-4-7　三阴交体表定位

足三里：在小腿外侧，犊鼻下3寸，犊鼻与解溪连线上。在胫骨前肌上取穴。

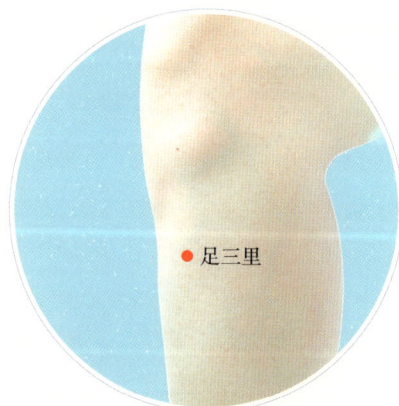

图6-4-8　足三里体表定位

> ⊙ **操作**
>
> 湿热下注证采用雀啄灸，每穴 10~30 次；其余证型诸穴采用艾条悬灸，悬灸 5 分钟。每天 1 次，10 天为 1 个疗程。

第五节 褥疮

概 述

褥疮是以局限性浅表皮肤破损，疮口经久不愈为主要表现的疮疡类疾病，多发于尾骶、肘踝、背脊等容易受压部位。西医学认为本病是由于局部组织长期受压，发生持续缺血、缺氧、营养不良而致组织溃烂坏死。按照临床进展可分为Ⅰ期（红肿期）、Ⅱ期（水疱期）、Ⅲ期（溃烂期）、Ⅳ期（收口期）。

病因病机

褥疮多因久病卧床，气血运行失畅，肌肤失养，长期摩擦，皮肤破损；或久病气血亏损，受压部位气血瘀滞，血脉不通，经络阻隔，肌肉筋骨失养而溃腐成疮。

辨证论治

本病以局部皮肤破损，疮口经久不愈为诊断依据，根据病因病机适宜艾灸的常见分型为气血虚弱型、气滞血瘀型。

证型	辨证要点	舌象、脉象
气血虚弱	本型多见于褥疮初期（第Ⅰ、Ⅱ期），患部皮肤苍白，灰白或青红色，境界清楚，中心颜色较深，全身衰弱无力，纳差	舌质淡，苔白，脉沉细
气滞血瘀	本型多见于褥疮后期（第Ⅲ、Ⅳ期），皮损表面起水疱，破后溃疡，肌肉、骨骼表面形成坏死，缠绵难愈	舌质暗，苔薄，脉涩弦

治则

补益气血，化瘀通络，托毒生肌。

治疗

⚙ 处方（图 6-5-1 至图 6-5-3）

主穴：局部创面。

随证配穴：

（1）气血虚弱证加脾俞、胃俞、足三里以补益脾胃、益气生血。

（2）气滞血瘀证加膈俞、血海、足三里以补益脾胃、活血化瘀。

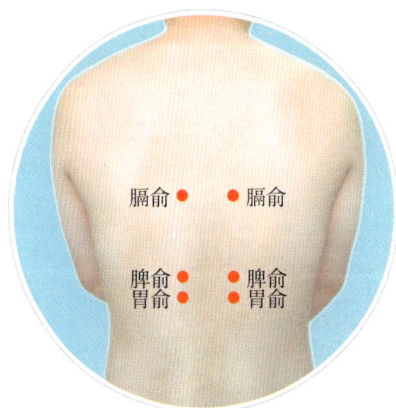

图 6-5-1　脾俞至膈俞体表定位

脾俞：在脊柱区，第 11 胸椎棘突下，后正中线旁开 1.5 寸。

胃俞：在脊柱区，第 12 胸椎棘突下，后正中线旁开 1.5 寸。

膈俞：在脊柱区，第 7 胸椎棘突下，后正中线旁开 1.5 寸。

足三里：在小腿外侧，犊鼻下 3 寸，犊鼻与解溪连线上。在胫骨前肌上取穴。

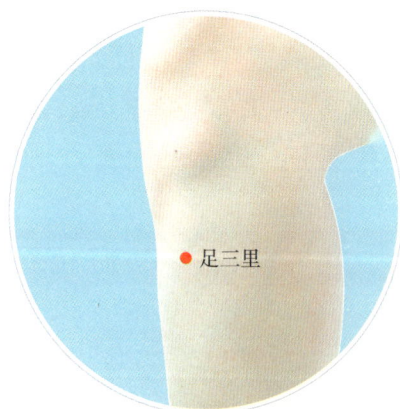

图 6-5-2　足三里体表定位

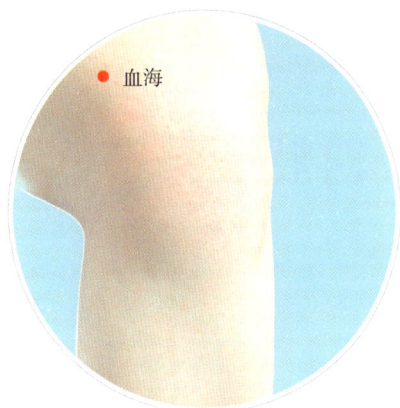

血海：在股前区，髌底内侧端上 2 寸，股内侧肌隆起处。

图 6-5-3　血海体表定位

操作

褥疮初起应保持局部清洁干燥，患处水疱过大难以吸收者，可用无菌注射器将水疱内的液体抽出，然后用艾条对准疮面，距离 1 寸左右，施以雀啄灸及回旋灸，使患者局部有温热感而无灼痛感为度。对于昏迷患者或局部感觉减退患者，医者可将食指、中指置于施灸部位两侧，通过手指的感觉来测知患者局部的受热程度，以便调节施灸距离，掌握施艾时间，防止烫伤。每次灸 30 分钟左右，每天 1 次，10 天为 1 个疗程。

第七章 四肢骨关节疾病

第一节　颈椎病

概述

颈椎病是由于颈椎间盘、颈椎骨关节及韧带肌肉组织退变或者继发性改变，刺激或压迫临近组织（脊髓、神经、血管等）引起眩晕、五官感觉异常，手臂和颈肩疼痛、麻木等一系列症状的疾病。

病因病机

本病的发生，外因多责之于风寒湿邪侵袭督脉及膀胱经；内因多责之于年老体衰，肝肾不足，阳气虚衰，气血不能濡养经脉；或长期伏案，受力过度，气血不通，经脉损伤。

辨证论治

本病临床上主要以颈肩痛、上臂麻、头晕等症状为辨证要点，根据其病因、病位、病性等不同情况，明辨其虚实。适宜艾灸的常见分型有肝肾亏虚、气血亏虚、风寒痹阻、气滞血瘀和痰湿阻络证。

证型	辨证要点	舌象、脉象
肝肾亏虚	头晕目眩，恶心呕吐，常与颈部体位改变有关，颈部做后仰、旋转动作时，可诱发眩晕或恶心感，伴腰酸腿软，失眠虚烦	舌红，少苔或苔少津，脉细
气血亏虚	颈部僵直，转动不灵，活动受限，头晕目眩，神疲乏力，心胸闷痛，手足肢冷	舌淡，苔白，脉沉
风寒痹阻	感受风寒后，颈部疼痛，活动受限，遇寒加重	舌淡苔白，脉弦紧
气滞血瘀	颈部僵痛，牵扯肩臂，手指麻木	舌质紫暗，有瘀点，脉弦紧
痰湿阻络	头晕目眩，头重如裹，四肢麻木，纳呆	舌暗红，苔厚腻，脉弦滑

治 则

活血通经止痛。

治 疗

处方（图 7-1-1 至图 7-1-8）

主穴：大椎、风池。

随证配穴：

（1）肝肾亏虚证加肝俞、肾俞、涌泉以补肝益肾、充骨填髓。

（2）气血亏虚证加百会、天柱、至阳、足三里以温经通阳、益气养血。

（3）风寒痹阻证加风门、合谷以祛风散寒、活血止痛。

（4）气滞血瘀证加大杼、天宗以疏经活血、通络止痛。

（5）痰湿阻络证加丰隆、阴陵泉、血海以化痰通络、活血止痛。

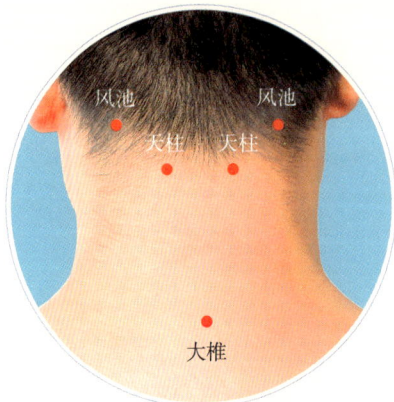

图7-1-1 大椎至天柱体表定位

大椎：在脊柱区，第7颈椎棘突下凹陷中，后正中线上。

风池：在颈后区，枕骨之下，胸锁乳突肌上端与斜方肌上端之间的凹陷中。

天柱：在颈后区，横平第2颈椎棘突上际，斜方肌外缘凹陷中。

肝俞：在脊柱区，第9胸椎棘突下，后正中线旁开1.5寸。

肾俞：在脊柱区，第2腰椎棘突下，后正中线旁开1.5寸。

至阳：在脊柱区，第7胸椎棘突下凹陷中，后正中线上。

风门：在脊柱区，第2胸椎棘突下，后正中线旁开1.5寸。

大杼：在脊柱区，第1胸椎棘突下，后正中线旁开1.5寸。

天宗：在肩胛区，肩胛冈中点与肩胛骨下角连线的上1/3与下2/3交点凹陷中。

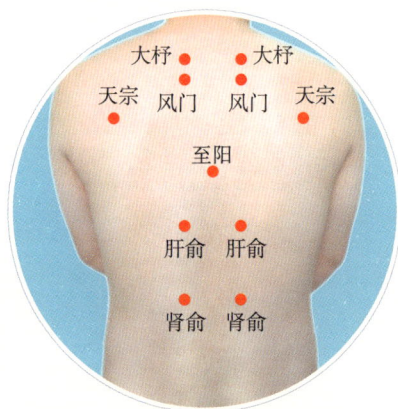

图7-1-2 肝俞至天宗体表定位

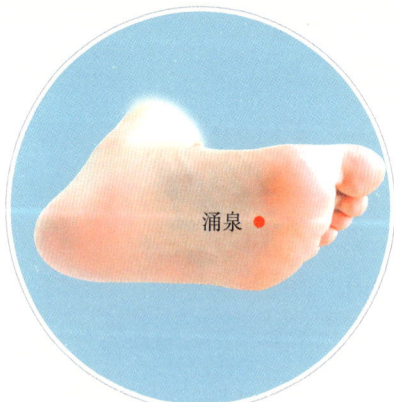

图7-1-3 涌泉体表定位

涌泉：在足底，屈足卷趾时足心最凹陷中。

百会：在头部，前发际正中直上 5 寸。

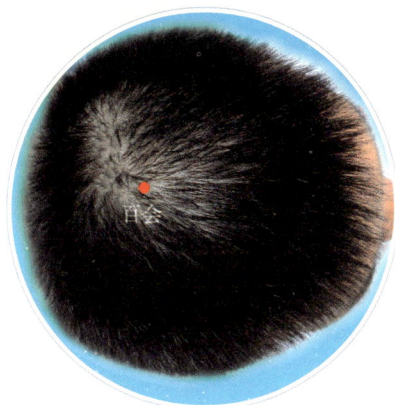

图 7-1-4　百会体表定位

足三里：在小腿外侧，犊鼻下 3 寸，犊鼻与解溪连线上。在胫骨前肌上取穴。

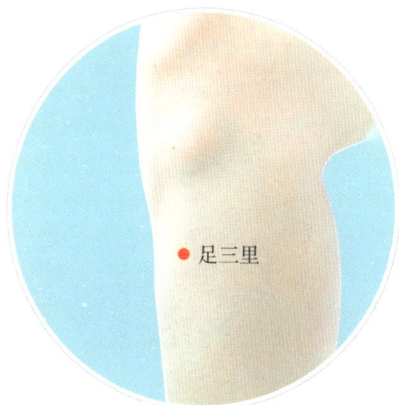

图 7-1-5　足三里体表定位

合谷：在手背，第 2 掌骨桡侧的中点处。

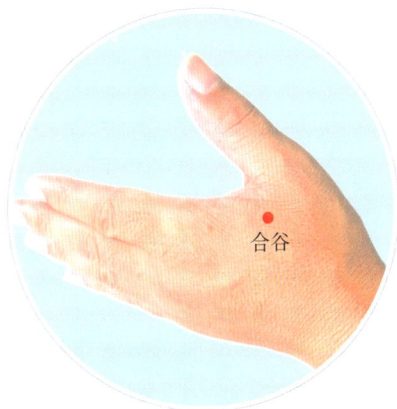

图 7-1-6　合谷体表定位

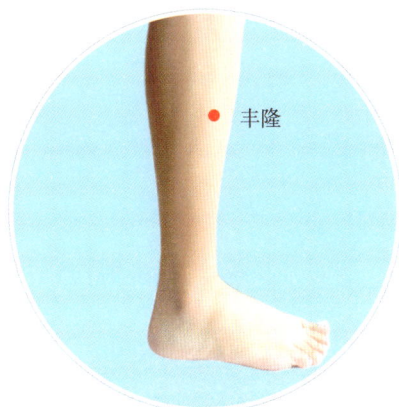

图 7-1-7　丰隆体表定位

丰隆：在小腿外侧，外踝尖上 8 寸，胫骨前肌的外缘。在犊鼻与解溪连线的中点，条口外侧一横指处。

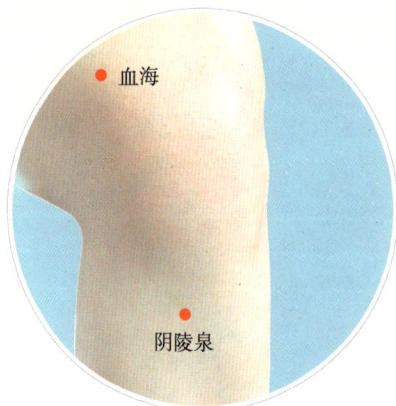

阴陵泉：在小腿内侧，胫骨内侧髁下缘与胫骨内侧缘之间的凹陷中。

血海：在股前区，髌底内侧端上2寸，股内侧肌隆起处。

图7-1-8　阴陵泉、血海体表定位

操作

艾条悬灸，每部位悬灸 5 分钟，每天 1 次，10 天为 1 个疗程。

第二节　落枕

概述

落枕是指颈部软组织病变引起的以颈肩部疼痛，颈部活动受限为主要临床表现的病症。古代落枕又称"失枕""失颈"。现代西医学认为其发生与睡眠姿势不当、颈项部肌肉扭伤等因素有关。

病因病机

本病的发生多是因感受风寒，使颈背部气血凝滞，筋络痹阻，以致颈部僵硬疼痛，动作不利；或因睡眠姿势不良，颈部肌肉痉挛，颈项部经络气血阻滞所致。

辨证论治

本病临床上主要以颈项强痛，活动受限，颈项部压痛明显等症状为辨证要点，根据其病因、病位、病性等不同情况，适宜艾灸的常见分型有风寒袭络、气血瘀滞。

证型	辨证要点	舌象、脉象
风寒袭络	颈项背部强痛，拘紧麻木。可兼有渐渐恶风，微发热，头痛等表证	舌淡，苔薄白，脉弦紧
气血瘀滞	晨起颈项疼痛，活动不利，活动时患侧疼痛加剧，头部歪向病侧，局部有明显压痛点，有时可见筋结	舌紫暗，脉弦紧

治则

舒筋通络，活血止痛。

治疗

处方（图 7-2-1 至图 7-2-4）

主穴：阿是穴（触压时有条索状反应物和疼痛感的穴位）、外劳宫、后溪、风池。

随证配穴：

（1）风寒袭络证加大椎以疏散风寒。

（2）气血瘀滞证加经渠、列缺以活血化瘀。

外劳宫：在手背，第2、3掌骨间，掌指关节后 0.5 寸（指寸）凹陷中。与劳宫前后相对。

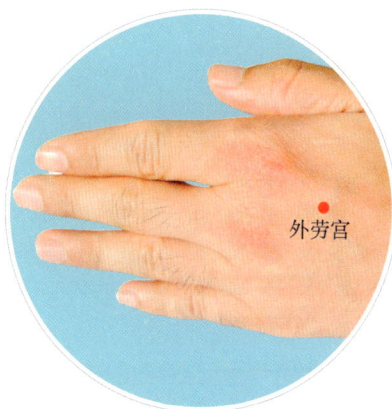

外劳宫

图 7-2-1　外劳宫的体表定位

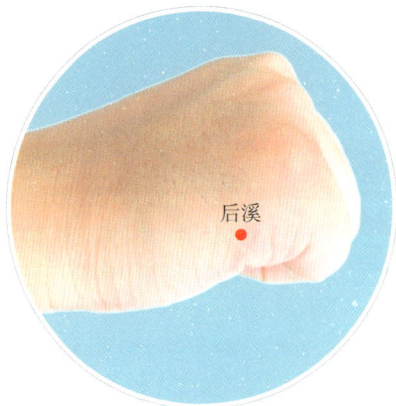

图 7-2-2 后溪的体表定位

后溪：在手内侧，第 5 掌指关节尺侧近端赤白肉际凹陷中。

风池：在颈后区，枕骨之下，胸锁乳突肌上端与斜方肌上端之间的凹陷中。

大椎：在脊柱区，第 7 颈椎棘突下凹陷中，后正中线上。

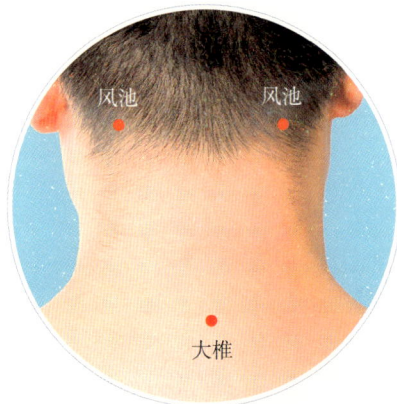

图 7-2-3 风池、大椎体表定位

经渠：在前臂前区，腕掌侧远端横纹上 1 寸，桡骨茎突与桡动脉之间。

列缺：在前臂，腕掌侧远端横纹上 1.5 寸，拇短伸肌腱与拇长展肌腱之间，拇长展肌腱沟的凹陷中。

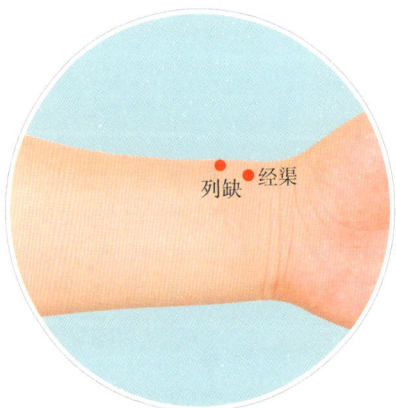

图 7-2-4 列缺、经渠的体表定位

操作

艾条悬灸上述穴位，每穴 5 分钟，每天 1 次。

第三节　肩周炎

概述

肩周炎是指肩关节囊及关节周围软组织损伤、退变引起的一种无菌性慢性炎症性病变。中医称"漏肩风""肩凝""五十肩"，以肩部关节疼痛和活动受限以及肌肉萎缩为主要症状。

病因病机

本病的发生多由于肩部筋脉积劳成伤，局部虚弱，风寒湿邪乘虚侵入所致。

辨证论治

本病临床上根据发病年龄、病程长短以及疼痛、肌肉萎缩的程度分为风寒湿痹、寒凝血瘀以及气血两虚3个证型，均适宜艾灸治疗。

证型	辨证要点	舌象、脉象
风寒湿痹	肩部困重疼痛，且疼痛会牵扯到背部、脖颈、上臂以及肩胛骨等，压痛感强，拘急感明显，有感受寒邪等诱因	舌淡白，脉浮紧
寒凝血瘀	肩关节及手臂胀痛，抬举手臂困难，入夜痛甚	舌质呈暗紫有瘀斑或瘀点，脉细涩
气血两虚	肩酸痛、屈伸不利为主，并伴有乏力、气短、头晕、食少，劳则痛剧，休息后疼痛缓解	舌淡白，脉细弱

治则

通经活血止痛。

治疗

◎ **处方**（图 7-3-1 至图 7-3-7）

主穴： 阿是穴（触压时有条索状反应物和疼痛感的穴位）、肩髃、肩髎、肩井、臂臑。

随证配穴：

（1）风寒湿痹证加大椎、外关以祛风散寒，除湿止痛。

（2）寒凝血瘀证加灵台、膈俞、合谷以温经活血，散寒止痛。

（3）气血两虚证加足三里、膏肓以舒筋活血，补养气血。

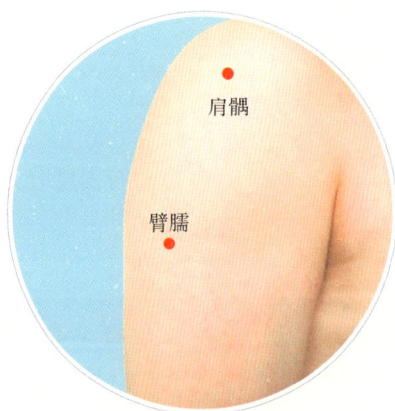

肩髃： 在三角肌区，肩峰外侧缘前端与肱骨大结节两骨间凹陷中。

臂臑： 在臂部，曲池上 7 寸，三角肌前缘处。

图 7-3-1　肩髃、臂臑体表定位

肩髎： 在三角肌区，肩峰角与肱骨大结节两骨间凹陷中。

肩井： 在肩胛区，第 7 颈椎棘突与肩峰最外侧点连线的中点。

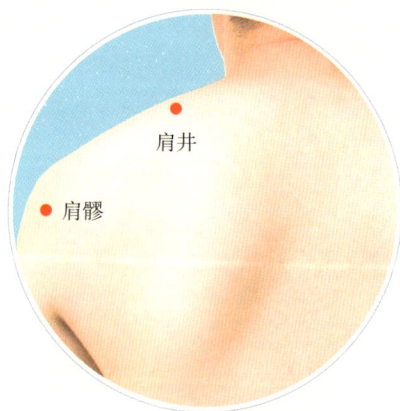

图 7-3-2　肩髎、肩井体表定位

大椎：在脊柱区，第7颈椎棘突下凹陷中，后正中线上。

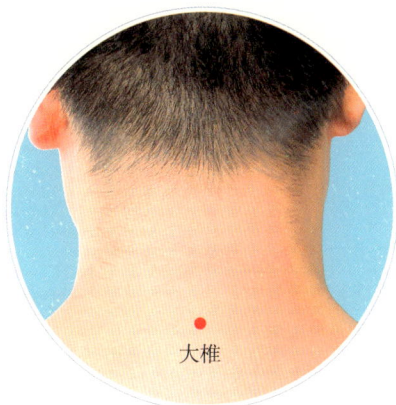

图 7-3-3 大椎体表定位

外关：在前臂后区，腕背侧远端横纹上2寸，尺骨与桡骨间隙中点。

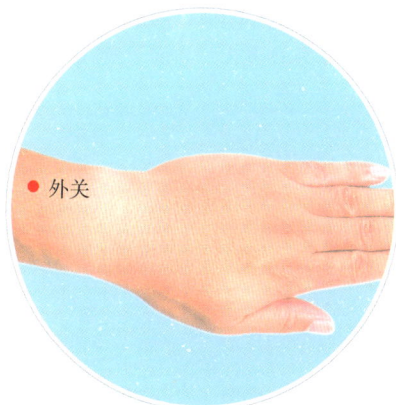

图 7-3-4 外关体表定位

灵台：在脊柱区，第6胸椎棘突下凹陷中，后正中线上。

膈俞：在脊柱区，第7胸椎棘突下，后正中线旁开1.5寸。

膏肓：在脊柱区，第4胸椎棘突下，后正中线旁开3寸。

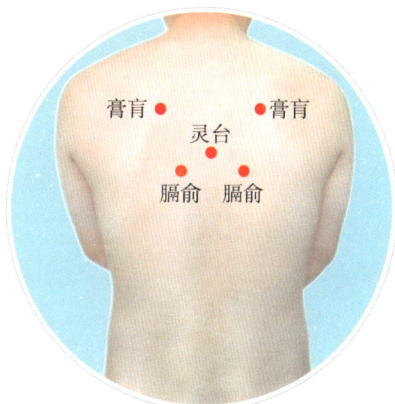

图 7-3-5 灵台至膏肓体表定位

合谷：在手背，第2掌骨桡侧的中点处。

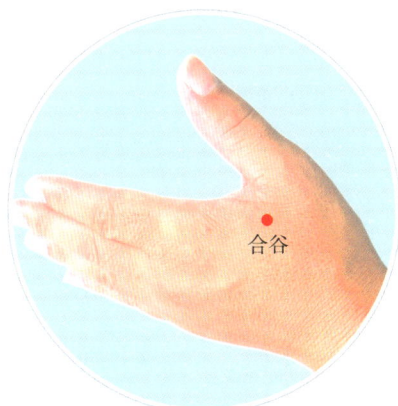

图 7-3-6 合谷体表定位

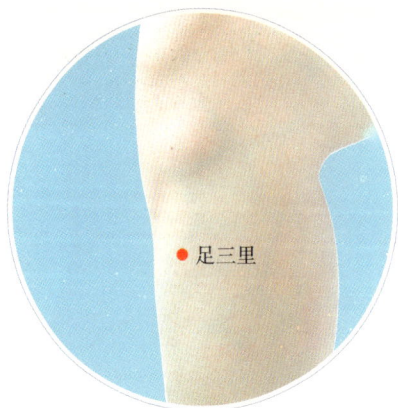

足三里：在小腿外侧，犊鼻下3寸，犊鼻与解溪连线上。在胫骨前肌上取穴。

图 7-3-7　足三里体表定位

⊚ 操作

艾条悬灸，每部位悬灸5分钟，每天1次，10天为1个疗程。

第四节　腰椎病

概述

　　腰椎病是腰椎体骨质、椎间盘、韧带、肌肉发生病变，进而压迫、牵引刺激脊髓、脊神经、血管，从而出现复杂多样的症状的慢性劳损性疾病。多数病人有不同程度的外伤史，造成腰椎间盘纤维环破裂，髓核向后或后外侧突出压迫脊神经根引起腰腿痛。

病因病机

　　本病的发生，外因多责之于风、寒、湿邪侵袭或跌仆挫闪。内因多责之于年老体衰，肾气不足，气血不能濡养经脉；或长期受力过度，气血不通，经脉损伤。

辨证论治

本病临床上主要以痛、麻、重等症状为辨证要点，根据其病因、病位、病性等不同情况，明辨其虚实。适宜艾灸的常见分型有肝肾亏虚、肾阳虚衰之虚证和寒湿痹阻、气滞血瘀等实证。

证型	辨证要点	舌象、脉象
肝肾亏虚	腰部酸痛，病程缠绵，腰膝酸软，遇劳加重	舌红少苔，脉弦细
肾阳虚衰	腰部疼痛，下肢冷重感，神疲乏力	舌淡，苔白，脉沉
寒湿痹阻	腰部冷痛沉重，阴雨天加重，转侧不利	舌淡，苔白腻，脉沉
气滞血瘀	腰部刺痛，痛有定处，拒按，入夜痛甚，腿部麻木疼痛，俯仰转侧受限	舌暗有瘀斑，脉弦涩

治则

活血通经。

治疗

处方（图 7-4-1 至图 7-4-8）

主穴：阿是穴（触压时有条索状反应物和疼痛感的穴位）、肾俞、委中。

随证配穴：

（1）肝肾亏虚证加命门、腰俞、气海俞、关元俞以补肾培元，充骨填髓。

（2）肾阳虚衰证加阴交、关元、命门、腰阳关以温补肾阳，除寒止痛。

（3）寒湿痹阻证加大椎、阴交、腰阳关以祛风散寒，祛湿止痛。

（4）气滞血瘀证加中注、环跳、阳陵泉、太冲以理气活血止痛。

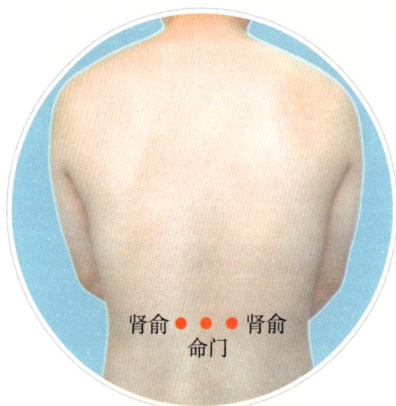

图7-4-1　肾俞、命门体表定位

肾俞：在脊柱区，第2腰椎棘突下，后正中线旁开1.5寸。

命门：在脊柱区，第2腰椎棘突下凹陷中，后正中线上。

腰俞：在骶区，正对骶管裂孔，后正中线上。

气海俞：在脊柱区，第3腰椎棘突下，后正中线旁开1.5寸。

关元俞：在脊柱区，第5腰椎棘突下，后正中线旁开1.5寸。

腰阳关：在脊柱区，第4腰椎棘突下凹陷中，后正中线上。

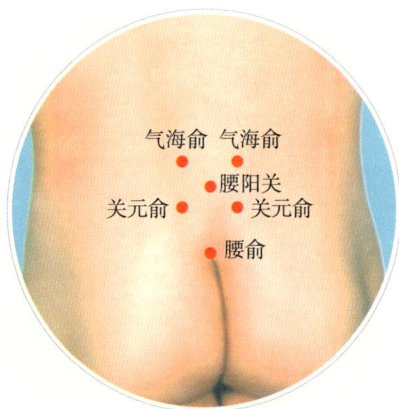

图7-4-2　腰俞至腰阳关体表定位

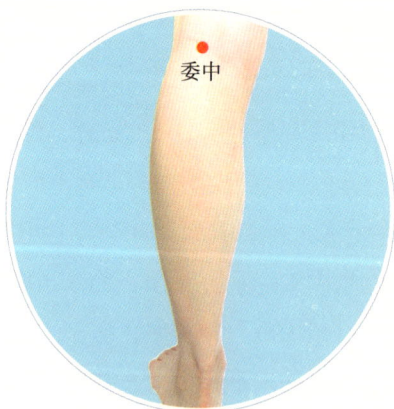

图7-4-3　委中体表定位

委中：在膝后区，腘横纹中点。

关元：在下腹部，脐中下 3 寸，前正中线上。

阴交：在下腹部，脐中下 1 寸，前正中线上。

中注：在下腹部，脐中下 1 寸，前正中线旁开 0.5 寸。

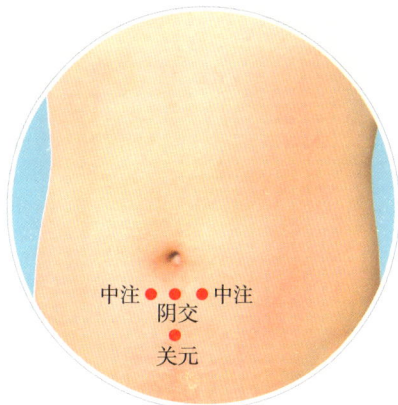

图7-4-4　关元至中注体表定位

大椎：在脊柱区，第 7 颈椎棘突下凹陷中，后正中线上。

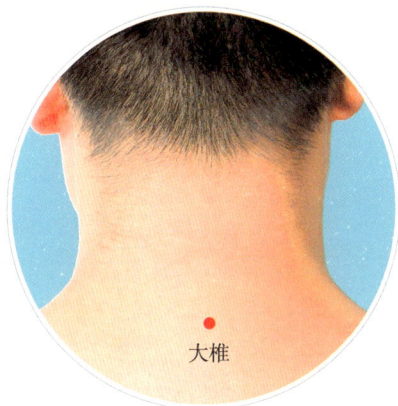

图7-4-5　大椎体表定位

环跳：在臀区，股骨大转子最凸点与骶管裂孔连线的外 1/3 与内 2/3 交点处。侧卧，伸下腿，上腿屈髋、屈膝取穴。

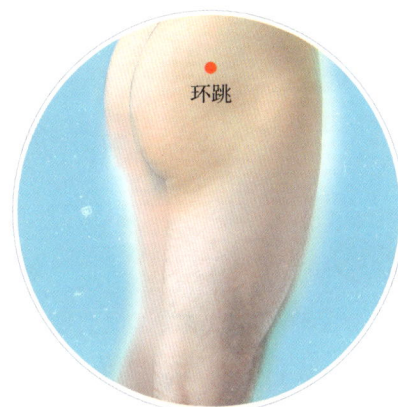

图7-4-6　环跳体表定位

阳陵泉：在小腿外侧，腓骨头前下方凹陷中。

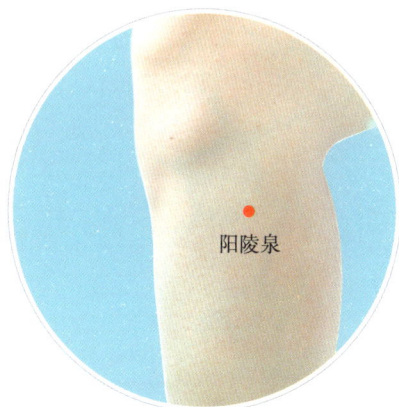

图7-4-7　阳陵泉体表定位

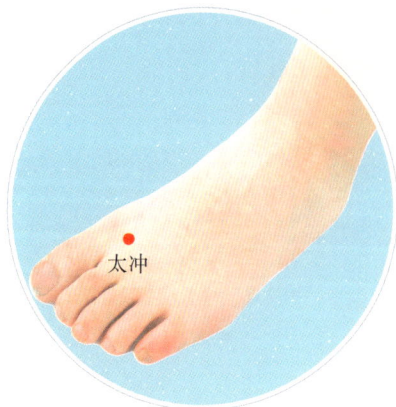

太冲：在足背，第1、2跖骨间，跖骨底结合部前方凹陷中，或触及动脉搏动。

图 7-4-8　太冲体表定位

操作

艾条悬灸，每部位悬灸5分钟，每天1次，10天为1个疗程。

第五节　膝关节骨性关节炎

概述

膝关节骨性关节炎，又名膝关节增生性关节炎、肥大性膝关节炎、老年性膝关节炎。近年来普遍称其为膝关节炎或膝关节痛。大多为生理性退化和慢性积累性关节磨损所致，多见于中老年人，女性较多。属于中医学"痹症"范畴。

病因病机

本病由于机体正气不足，感受风、寒、湿等外邪，邪气闭阻经脉，不通则痛。临床多为年老体虚，肝肾不足，筋脉失养，外邪乘虚而入所致。

辨证论治

本病临床上主要以关节隐隐作痛，腰膝酸软，腰腿不利，俯仰转侧不利等症状为辨证要点，根据其病因、病位、病性等不同情况，明辨其虚实。适宜艾灸的常见分型有肝肾亏虚、风寒湿痹和瘀血阻滞证。

证型	辨证要点	舌象、脉象
肝肾亏虚	膝关节隐隐作痛，腰膝酸软无力，酸困疼痛，遇劳更甚	舌质红，少苔，脉沉细无力
风寒湿痹	肢体关节酸楚疼痛，有如刀割或有明显重着感或患处表现肿胀感，关节活动欠灵活，畏风寒，得热则舒	舌质淡，苔白腻，脉紧或濡
瘀血阻滞	肢体关节刺痛，痛处固定，局部有僵硬感，或麻木不仁	舌质紫暗，苔白而干涩

治 则

通痹止痛。

治
疗

处方（图 7-5-1 至图 7-5-5）

主穴：阿是穴（触压时有条索状反应物和疼痛感的穴位）、内膝眼、犊鼻。

随证配穴：

（1）肝肾亏虚证加涌泉、太溪以补肾益髓。

（2）风寒湿痹证加肾俞、腰阳关以温阳散寒止痛。

（3）瘀血阻滞证加阴陵泉、足三里以益气活血，疏经通络。

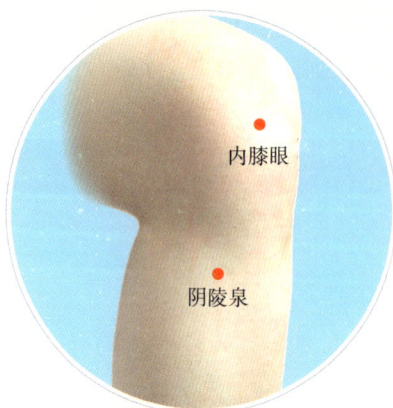

图 7-5-1　内膝眼、阴陵泉体表定位

内膝眼：在膝部，髌韧带内侧凹陷处的中央。与犊鼻内外相对。

阴陵泉：在小腿内侧，胫骨内侧髁下缘与胫骨内侧缘之间的凹陷中。

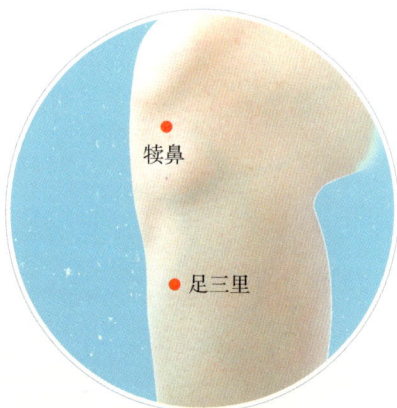

图 7-5-2　犊鼻、足三里体表地位

犊鼻：在膝前区，髌韧带外侧凹陷中。屈膝 45°，在髌骨外下方的凹陷中。

足三里：在小腿外侧，犊鼻下 3 寸，犊鼻与解溪连线上。在胫骨前肌上取穴。

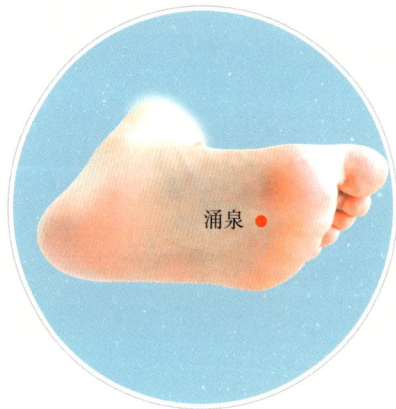

图 7-5-3　涌泉体表定位

涌泉：在足底，屈足卷趾时足心最凹陷中。

太溪：在踝区，内踝尖与跟腱之间的凹陷中。

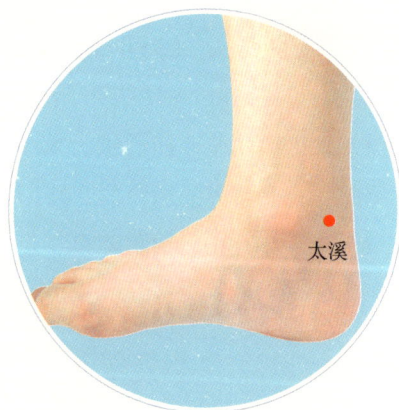

图 7-5-4　太溪体表定位

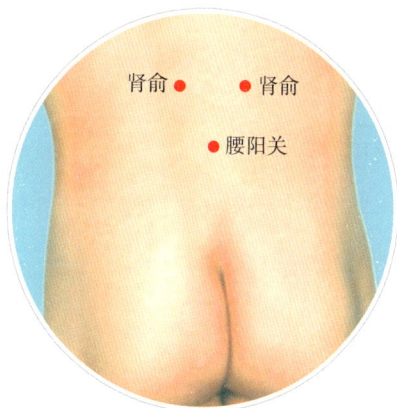

肾俞：在脊柱区，第 2 腰椎棘突下，后正中线旁开 1.5 寸。

腰阳关：在脊柱区，第 4 腰椎棘突下凹陷中，后正中线上。

图 7-5-5　肾俞、腰阳关体表定位

操作

艾条悬灸，每穴位 5 分钟，每天 1 次，10 天为 1 个疗程。

第六节　坐骨神经痛

概述

坐骨神经痛是指多种病因所致的沿坐骨神经通路以疼痛为主要症状的综合征，是各种原因引起坐骨神经受压而出现的炎性病变。通常分为根性坐骨神经痛和干性坐骨神经痛两种，临床上以根性坐骨神经痛多见，中医称"腰腿痛"。

病因病机

中医认为因腰部闪挫、劳损、外伤等原因，可损伤筋脉，导致气血瘀滞，不通则痛。久居湿地，或涉水冒雨，汗出当风，衣着单薄等，风寒湿邪入侵，痹阻腰腿部；或湿热邪气浸淫，或湿浊郁久化热，或机体内蕴湿热，流注膀胱经者，均可导致腰腿痛。主要属足太阳、足少阳经脉和经筋病症。

辨证论治

本病临床上主要以沿坐骨神经通路疼痛为辨证要点，根据其病因、病位、病性等不同情况，明辨其虚实。适宜艾灸的常见分型有寒湿凝络和气血瘀滞证。

证型	辨证要点	舌象、脉象
寒湿凝络	腰胯部持续性钝痛，并向大腿后侧、小腿外侧及足背外侧放散，受寒加剧，得热痛缓	苔白腻，脉沉而迟缓
气血瘀滞	腰腿痛持续剧烈，疼痛如刺，痛有定处，痛处拒按，下肢麻木	舌质紫暗，或有瘀斑，脉涩

治则

活血止痛。

治疗

处方（图 7-6-1 至图 7-6-7）

主穴：腰夹脊穴、环跳、风市、阳陵泉、承山。

随证配穴：

（1）寒湿凝络证加命门、关元以祛寒除湿，温经通络。

（2）气血瘀滞证加血海、膈俞以活血化瘀，理气止痛。

腰夹脊穴：在脊柱区，第1腰椎至第5腰椎棘突下两侧，后正中线旁开0.5寸，一侧5穴。

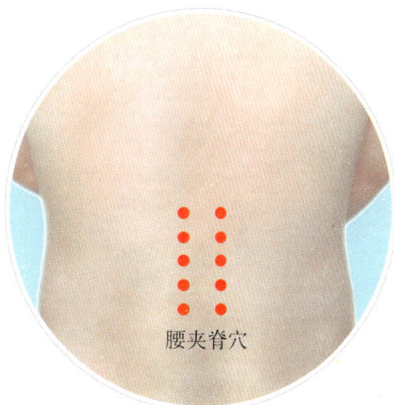

图 7-6-1　腰夹脊穴体表定位

环跳：在臀区，股骨大转子最凸点与骶管裂孔连线的外1/3与内2/3交点处。侧卧，伸下腿，上腿屈髋、屈膝取穴。

风市：在股部，直立垂手，掌心贴于大腿时，中指尖所指凹陷中，髂胫束后缘。

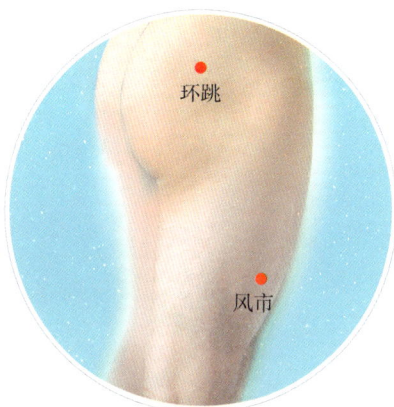

图 7-6-2　环跳、风市体表定位

阳陵泉：在小腿外侧，腓骨头前下方凹陷中。

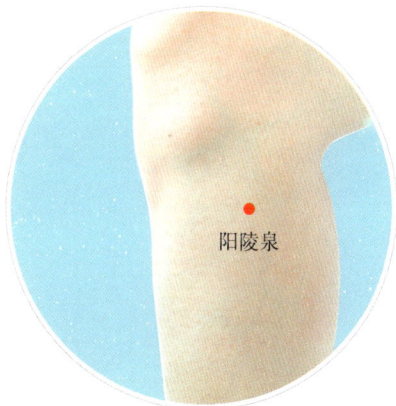

图 7-6-3　阳陵泉体表定位

承山：在小腿后区，腓肠肌两肌腹与肌腱交角处。伸直小腿或足跟上提时，在腓肠肌肌腹下出现尖角凹陷中（即腓肠肌内、外侧头分开的地方，呈"人"字形沟）。

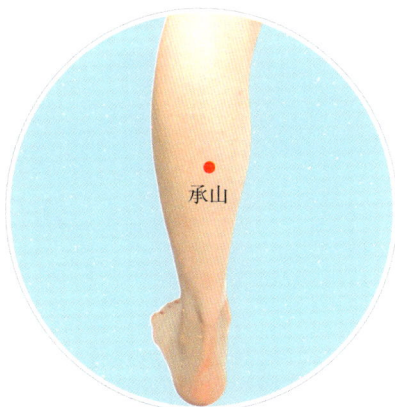

图 7-6-4　承山体表定位

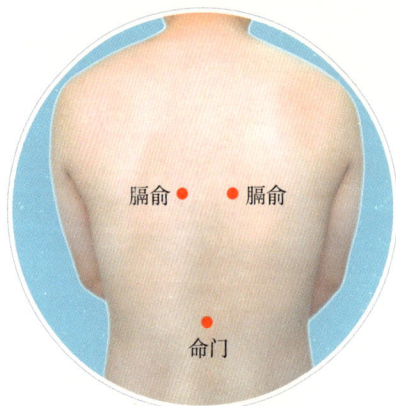

图7-6-5　命门、膈俞体表定位

命门：在脊柱区，第2腰椎棘突下凹陷中，后正中线上。

膈俞：在脊柱区，第7胸椎棘突下，后正中线旁开1.5寸。

关元：在下腹部，脐中下3寸，前正中线上。

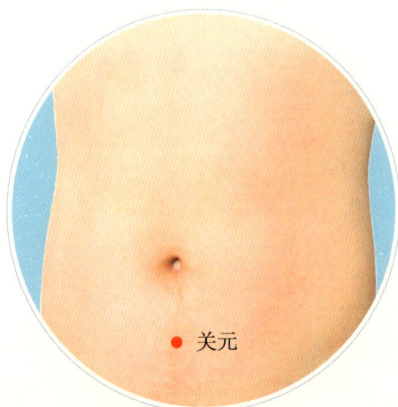

图7-6-6　关元体表定位

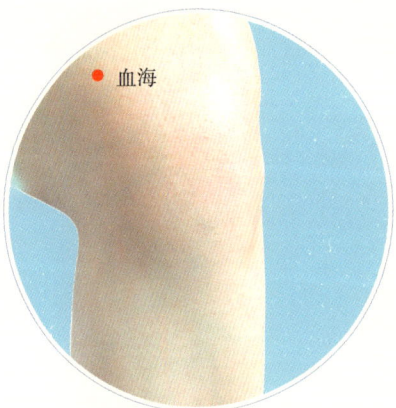

图7-6-7　血海体表定位

血海：在股前区，髌底内侧端上2寸，股内侧肌隆起处。

◎ 操作

　　艾条悬灸，每穴灸5分钟，灸至皮肤潮红、发热为度，每天1次，10天为1个疗程。

第八章 妇科疾病

第一节 痛经

概述

妇女在月经期前后或月经期发生周期性小腹疼痛或痛引腰骶，甚至剧痛晕厥者，称为痛经，以青年妇女多见。西医学按照生殖器官有无器质性病变将其分为原发性痛经与继发性痛经两类，其中无器质性病变者称为原发性痛经或功能性痛经，有器质性病变者称为继发性痛经。

病因病机

本病多由于情志不遂，肝气郁结，气滞血瘀；或久居湿地，经期受寒饮冷、冒雨涉水，寒湿之邪客于胞宫，气血运行不畅；或先天禀赋不足，肝肾精血亏虚，后天脾胃虚弱，气血亏虚，行经后精血更亏，胞脉失养而引起。

辨证论治

本病以经期及行经前后下腹部疼痛为辨证要点，根据病因、病机及临床表现的不同，适合艾灸的证型为寒湿瘀滞、气虚血瘀和肾虚血瘀证。

证型	辨证要点	舌象、脉象
寒湿瘀滞	经行小腹冷痛，得热则舒，经量少，色紫暗有块，伴形寒肢冷，小便清长	舌苔白，脉细或沉紧
气虚血瘀	经前或经期小腹胀痛或刺痛，情志抑郁或烦躁易怒，易疲乏力，经色黯红有块，或经行不畅，伴经前或经期乳房胀痛	舌苔薄白或薄黄，脉弦或弦涩
肾虚血瘀	经行小腹坠痛，腰膝酸软，经色淡黯或夹块，伴头晕耳鸣，夜尿频多	舌苔薄白，脉沉细或沉涩

治则

通经止痛。

治疗

处方（图 8-1-1 至图 8-1-6）

主穴：中极、次髎、三阴交、气海、足三里。

随证配穴：

（1）寒凝血瘀证加归来、地机以温经散寒、通脉止痛。

（2）气虚血瘀证加肝俞、气海以益气活血、通经止痛。

（3）肾虚血瘀证加肾俞、地机以补肾活血，通经止痛。

中极：在下腹部，脐中下4寸，前正中线上。

气海：在下腹部，脐中下1.5寸，前正中线上。

归来：在下腹部，脐中下4寸，前正中线旁开2寸。

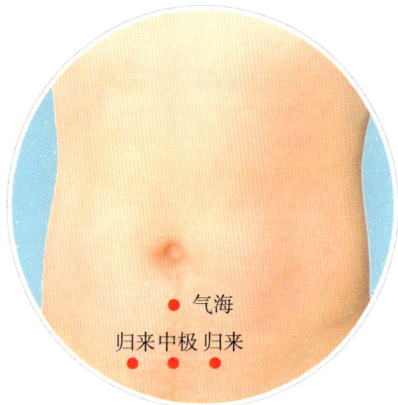

图 8-1-1　中极至归来体表定位

次髎：在骶区，正对第2骶后孔中。

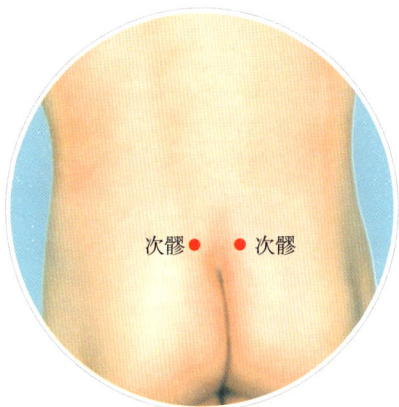

图 8-1-2　次髎体表定位

三阴交：在小腿内侧，内踝尖上3寸，胫骨内侧缘后际。

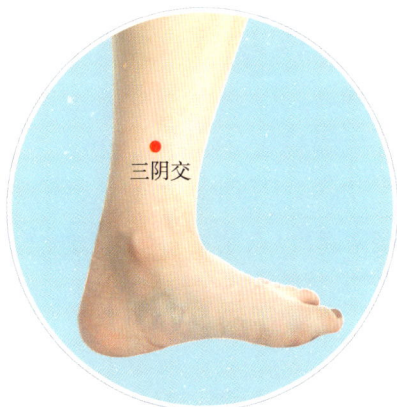

图 8-1-3　三阴交体表定位

足三里：在小腿外侧，犊鼻下3寸，犊鼻与解溪连线上。在胫骨前肌上取穴。

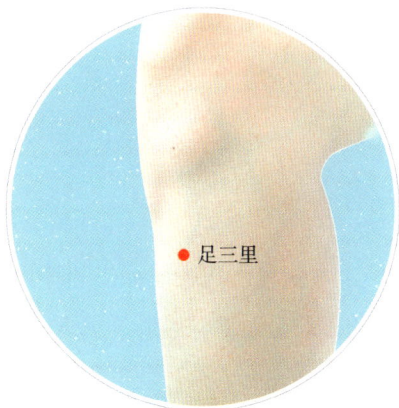

图 8-1-4　足三里体表定位

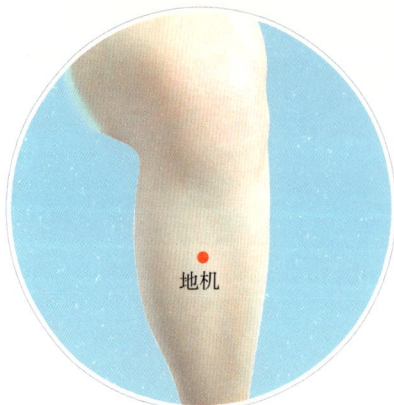

地机: 在小腿内侧, 阴陵泉下3寸, 胫骨内侧缘后际。

图 8-1-5　地机体表定位

肝俞: 在脊柱区, 第9胸椎棘突下, 后正中线旁开1.5寸。

肾俞: 在脊柱区, 第2腰椎棘突下, 后正中线旁开1.5寸。

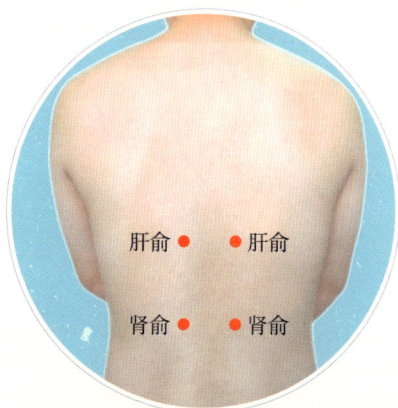

图 8-1-6　肝俞、肾俞体表定位

操作

经前7天开始灸, 采用艾条悬灸, 每穴位悬灸5分钟, 每天1次, 灸至月经来潮, 7天为1个疗程, 连续3个月经周期。

第二节　绝经前后诸症

概述

妇女在绝经期前后, 围绕月经紊乱或绝经出现明显不适证候如烘热汗出、烦躁易怒、潮热面红、眩晕耳鸣, 心悸失眠、腰背酸楚、面浮肢肿、情志不宁等, 称为绝经前后诸证。本病相当于西医学的围绝经期综合征。西医学认为绝经是妇女生命进程中必然发生的生理过程, 提示卵巢功能衰退, 生殖能力终止。

病因病机

妇女至绝经前后，肾气渐亏，天癸将竭，精血亏虚，阴阳失调，致肾阴不足或肾阳虚衰，脏腑功能失常。肾虚为本病根本。

辨证论治

本病以围绕月经紊乱或绝经期出现不适证候为辨证要点。本病适宜艾灸的证型有肾虚肝郁、阴虚火旺和心肾不交证。

证型	辨证要点	舌象、脉象
肾虚肝郁	绝经前后烘热汗出、伴情志异常，腰膝酸软，头晕失眠，乳房胀痛，或胁肋疼痛，口苦咽干，或月经紊乱，量少或多，经色鲜红	舌淡红，苔薄白，脉弦细
阴虚火旺	绝经前后烘热汗出，心烦易怒，手足心热，面部潮红，口干便秘，懊�不安，坐卧不宁，夜卧多梦善惊，月经先期、量少，色红质稠	舌红，少苔，脉细数
心肾不交	绝经前后烘热汗出，心悸怔忡，腰膝酸软，头晕耳鸣，心烦不宁，失眠多梦，甚情志异常，或月经紊乱，量少，色红	舌红，苔薄白，脉细数

治则

调理冲任。

治疗

处方（图 8-2-1 至图 8-2-6）

主穴：肾俞、三阴交、太溪。

随证配穴：

（1）肾虚肝郁证加神阙、太冲、肝俞以补肾疏肝。

（2）阴虚火旺证加太冲、涌泉以滋阴降火。

（3）心肾不交证加内关、涌泉以滋肾宁心。

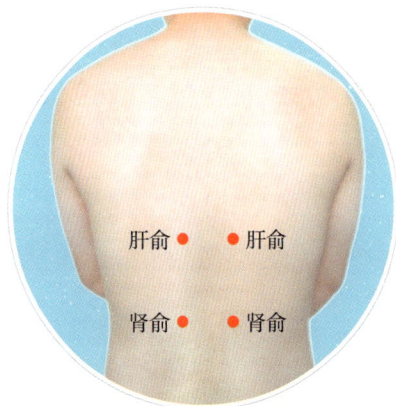

图 8-2-1　肾俞、肝俞体表定位

肾俞：在脊柱区，第2腰椎棘突下，后正中线旁开1.5寸。

肝俞：在脊柱区，第9胸椎棘突下，后正中线旁开1.5寸。

三阴交：在小腿内侧，内踝尖上3寸，胫骨内侧缘后际。

太溪：在踝区，内踝尖与跟腱之间的凹陷中。

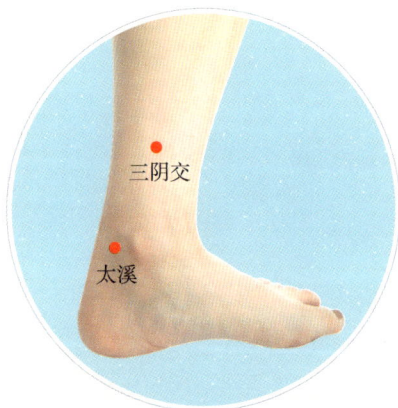

图 8-2-2　三阴交、太溪体表定位

神阙：在脐区，脐中央。

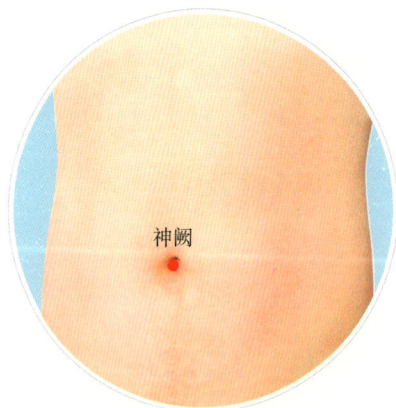

图 8-2-3　中脘体表定位

太冲：在足背，第 1、2 跖骨间，跖骨底结合部前方凹陷中，或触及动脉搏动。

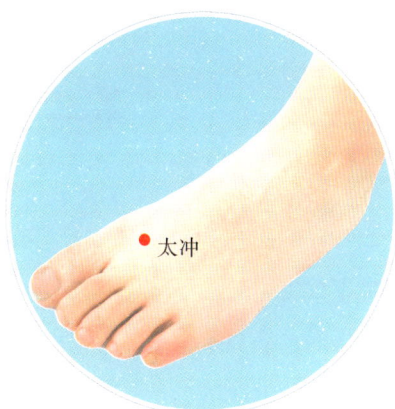

图 8-2-4　太冲体表定位

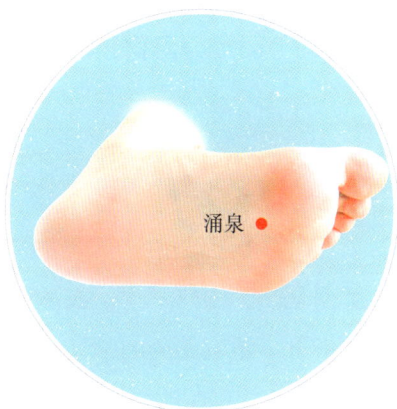

图 8-2-5　涌泉体表定位

涌泉：在足底，屈足卷趾时足心最凹陷中。

内关：在前臂前区，腕掌侧远端横纹上 2 寸，掌长肌腱与桡侧腕屈肌腱之间。

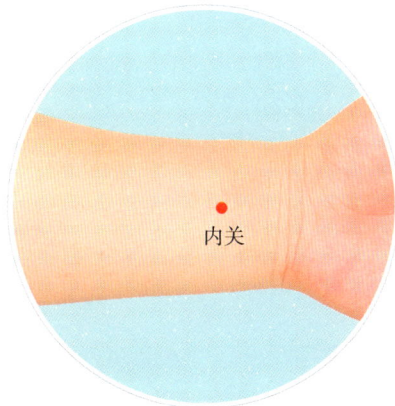

图 8-2-6　内关体表定位

◎ 操作

　　阴虚火旺证诸穴采用雀啄灸，每穴 10~30 次；其余证型诸穴采用艾条悬灸，每穴 10 分钟。每天 1 次，20 天为 1 个疗程。

第三节 带下病

概述

带下病是指带下量明显增多，色、质、气味异常，或伴有局部及全身症状的疾病。古代有"白沃""赤白沥""下白物"等名称。本病多见于西医学的盆腔炎、阴道炎、宫颈炎、内分泌功能失调等阴道分泌物异常引起的疾病。

病因病机

本病的主要病机是冲任不固，带脉失约，导致水湿浊液下注。多因外感湿毒或饮食劳倦，脾虚失运，水湿内停，郁而化热，湿热下注；或肾气不足，气化失常，使带脉失约，任脉不固，导致带下。适宜艾灸的常见分型有脾气亏虚与肾气亏虚。

辨证论治

本病的辨证要点主要是根据带下的量、色、质、气味的异常以辨寒热虚实。临证时，结合全身症状、舌脉、病史等进行综合分析。本病适宜艾灸的证型有脾气亏虚和肾气亏虚证。

证型	辨证要点	舌象、脉象
脾气亏虚	带下量多，色白或淡黄，质稀薄，或如涕如唾，绵绵不断，无臭，面色㿠白或萎黄，四肢倦怠，脘胁不舒，纳少便溏，或四肢浮肿	舌淡胖，苔白或腻，脉细缓
肾气亏虚	带下量多，绵绵不断，质清稀如水，腰酸如折，畏寒肢冷，小腹冷感，面色晦暗，小便清长，或夜尿多，大便溏薄	舌质淡，苔白润，脉沉迟

㊂㊉

利湿化浊。

治疗

◎ **处方**（图 8-3-1 至图 8-3-4）

主穴：子宫、阴陵泉。

随证配穴：

（1）脾气亏虚证加足三里、关元以健脾益气，升阳除湿。

（2）肾气亏虚证加肾俞、腰阳关以温肾培元，固涩止带。

子宫：在下腹部，脐中下 4 寸，前正中线旁开 3 寸。在胃经线与脾经线中间，横平中极。

关元：在下腹部，脐中下 3 寸，前正中线上。

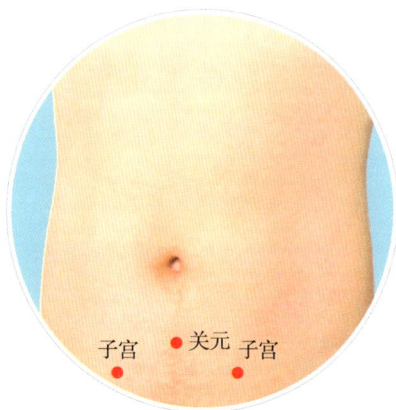

图 8-3-1 子宫、关元体表定位

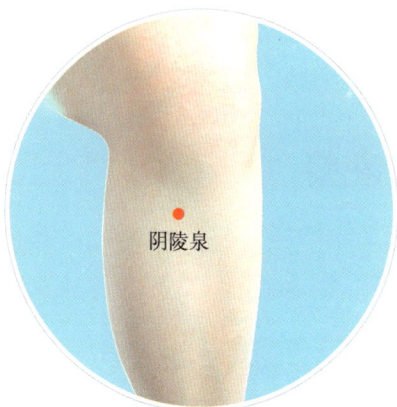

图 8-3-2 阴陵泉体表定位

阴陵泉：在小腿内侧，胫骨内侧髁下缘与胫骨内侧缘之间的凹陷中。

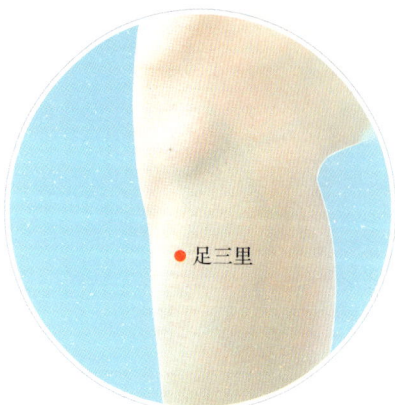

足三里：在小腿外侧，犊鼻下 3 寸，
犊鼻与解溪连线上。在胫骨前肌上取穴。

图 8-3-3　足三里体表定位

肾俞：在脊柱区，第 2 腰椎棘突下，
后正中线旁开 1.5 寸。

腰阳关：在脊柱区，第 4 腰椎棘突下
凹陷中，后正中线上。

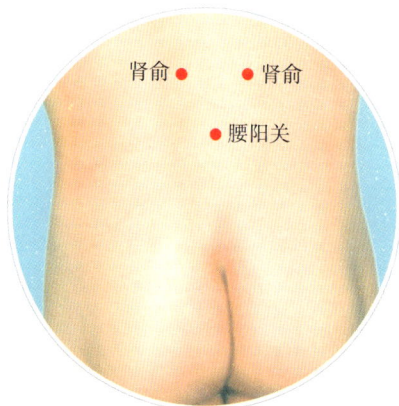

图 8-3-4　肾俞、腰阳关体表定位

⊙ 操作

子宫艾炷隔姜灸，每穴施灸 8~10 壮；阴陵泉艾条悬灸，每穴位 5 分钟。
每天 1 次，10 天为 1 个疗程。

第四节　乳癖

概述

乳癖是指妇女乳房部常见的慢性良性肿块，以乳房肿块和胀痛为主症，
常见于中青年妇女。可见于西医学的乳腺小叶增生、乳房囊性增生、乳房纤
维瘤等疾病。

病因病机

本病由于情志内伤、忧思恼怒致肝脾郁结，气血逆乱，气不行津，津液凝聚成痰，又因肝木克土，致脾不能运湿，胃不能降浊，则痰浊内生；气滞痰浊阻于乳络则为肿块疼痛。冲脉隶于肝肾，又隶于阳明，若肝郁化火，耗损肝肾之阴，则冲任失调。本病的基本病机为气滞痰凝，冲任失调，病在胃、肝、脾三经。

辨证论治

本病以乳房肿块或胀痛为辨证要点。本病适宜艾灸的证型有气滞痰凝和冲任失调证。

证型	辨证要点	舌象、脉象
气滞痰凝	乳房胀痛或刺痛，乳房肿块随喜怒消长；伴胸闷胁胀，善郁易怒，失眠多梦	舌质淡红，苔薄白，脉弦细涩
冲任失调	乳房肿块或胀痛，经前加重，经后缓减；伴腰酸乏力，神疲倦怠，头晕，月经或先或后，量少色淡，甚或经闭	舌淡，苔白，脉沉细

治则

理气，化痰，散结。

治疗

⊙ **处方**（图 8-4-1 至图 8-4-4）

主穴： 阿是穴（增生结节正中及四周）、乳根、膻中。

随证配穴：

（1）气滞痰凝证加肝俞、丰隆以理气化痰，通络散结。

（2）冲任失调证加少泽、肝俞以调摄冲任。

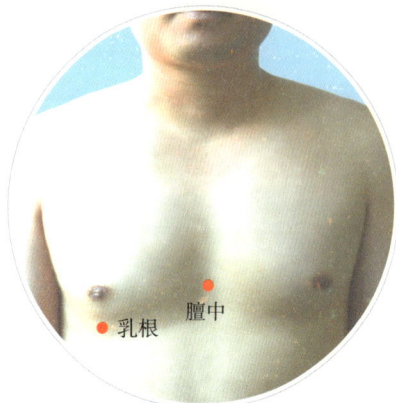

图8-4-1　乳根、膻中体表定位

乳根：在胸部，第5肋间隙，前正中线旁开4寸。

膻中：在上腹部，横平第4肋间隙，前正中线上。

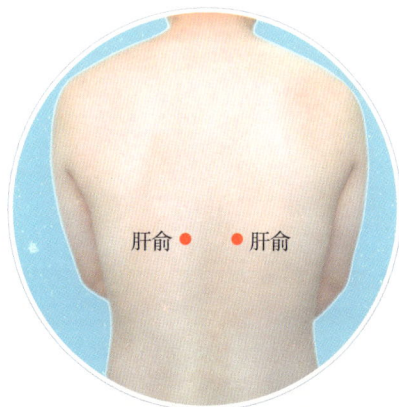

图8-4-2　肝俞体表定位

肝俞：在脊柱区，第9胸椎棘突下，后正中线旁开1.5寸。

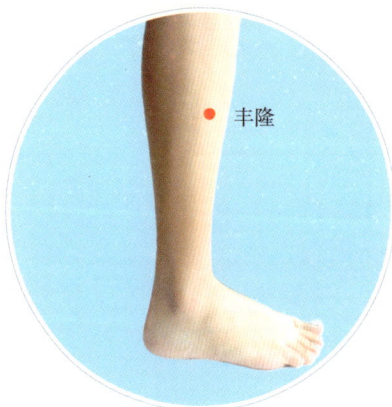

图8-4-3　丰隆体表定位

丰隆：在小腿外侧，外踝尖上8寸，胫骨前肌的外缘。在犊鼻与解溪连线的中点，条口外侧一横指处。

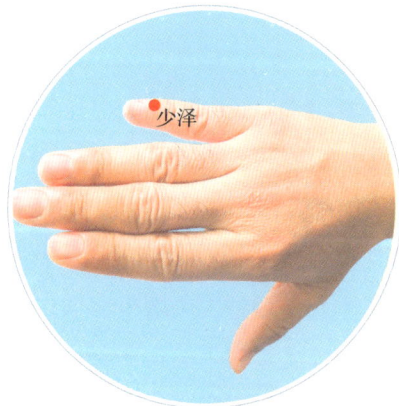

图8-4-4　少泽体表定位

少泽：在手指，小指末节尺侧，指甲根角侧上方0.1寸（指寸）。

> ◈ 操作
>
> 艾条悬灸，每穴 5 分钟，每天 1 次，10 天为 1 个疗程。

第五节　月经过少

概述

月经周期正常，经量明显减少，或行经时间不足 2 天，甚或点滴即净者，称为月经过少。西医学中子宫发育不良、性腺功能低下等疾病及计划生育手术后导致的月经过少均可参照本病治疗。

病因病机

本病发病机制有虚实之分。虚者多由精血亏少、冲任虚损、精血乏源所致。实者多由瘀血内停、痰湿内生、痰瘀阻滞冲任血海，血行不畅发为月经过少。

辨证论治

本病临床上主要以月经周期基本正常，经量明显减少，甚至点滴即净为辨证要点。适宜艾灸的常见分型有胃热津亏、气血亏虚、肝肾不足、肾虚血瘀、肾虚痰湿、肾虚肝郁等。

证型	辨证要点	舌象、脉象
胃热津亏	经量少，色鲜红，质黏稠，口干舌燥，知饥不欲食，手足心热，大便干燥	舌红有裂纹，少苔或剥苔，脉细数
气血亏虚	经量少，不到一、二日即净，色淡质稀，面色萎黄，头晕心悸，目花耳鸣，腰膝酸软	舌淡苔薄，脉虚细

证型	辨证要点	舌象、脉象
肝肾不足	经量少，色淡，质稀，腰膝酸软，头晕耳鸣，两目干涩，口干咽燥，五心烦热，性欲减退	舌质红，苔薄白或少苔，脉弦细
肾虚血瘀	经量少，色紫黑有块，小腹痛拒按，血块排出后疼痛稍减，腰膝酸软，头晕耳鸣	舌质暗，脉沉涩
肾虚痰湿	经量少，色淡红或淡黯，质黏腻如痰，胸闷呕恶，形体肥胖，腰膝酸软，头晕耳鸣	舌淡苔白腻，脉沉或滑
肾虚肝郁	经量少，色黯红，有血块，乳房胀痛，胸胁胀痛，时叹息，少腹胀痛，腰膝酸软，头晕耳鸣	舌淡，苔薄白，脉弦或沉弦

治则

养血调经。

治疗

处方（图 8-5-1 至图 8-5-6）

主穴：关元、三阴交。

随证配穴：

（1）胃热津亏证加中脘、足三里、太冲以泻火滋阴，养血调经。

（2）气血亏虚证加气海、足三里、肾俞以益气补血，活血通经。

（3）肝肾不足证加太冲、肝俞、肾俞以滋补肝肾，养血调经。

（4）肾虚血瘀证加血海、太溪、肾俞以活血行瘀，固肾通经。

（5）肾虚痰湿证加中脘、阴陵泉、肾俞以补肾化痰，除湿调经。

（6）肾虚肝郁证加太溪、太冲、肾俞以补肾疏肝，养血调经。

关元：在下腹部，脐中下 3 寸，前正中线上。

中脘：在上腹部，脐中上 4 寸，前正中线上。

气海：在下腹部，脐中下 1.5 寸，前正中线上。

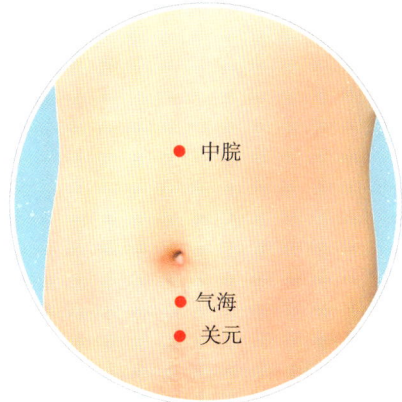

图 8-5-1　关元至气海体表定位

三阴交：在小腿内侧，内踝尖上 3 寸，胫骨内侧缘后际。

太溪：在踝区，内踝尖与跟腱之间的凹陷中。

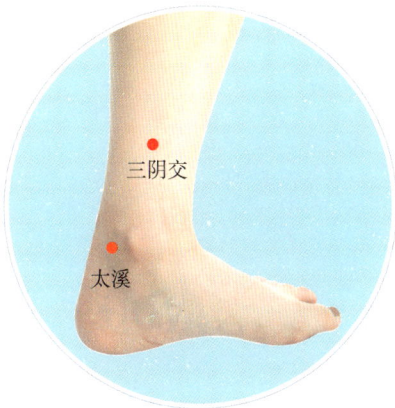

图 8-5-2　三阴交、太溪体表定位

足三里：在小腿外侧，犊鼻下 3 寸，犊鼻与解溪连线上。在胫骨前肌上取穴。

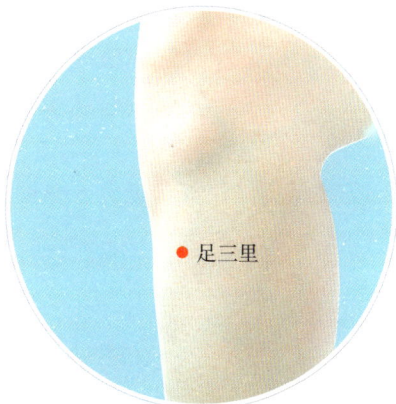

图 8-5-3　足三里体表定位

太冲：在足背，第 1、2 跖骨间，跖骨底结合部前方凹陷中，或触及动脉搏动。

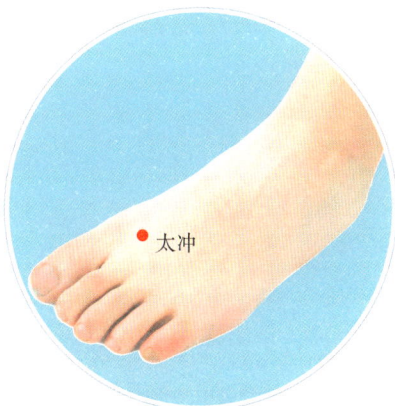

图 8-5-4　太冲体表定位

119

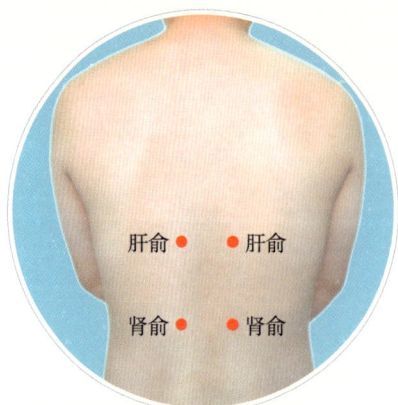

肝俞：在脊柱区，第9胸椎棘突下，后正中线旁开1.5寸。

肾俞：在脊柱区，第2腰椎棘突下，后正中线旁开1.5寸。

图8-5-5 肝俞、肾俞体表定位

阴陵泉：在小腿内侧，胫骨内侧髁下缘与胫骨内侧缘之间的凹陷中。

血海：在股前区，髌底内侧端上2寸，股内侧肌隆起处。

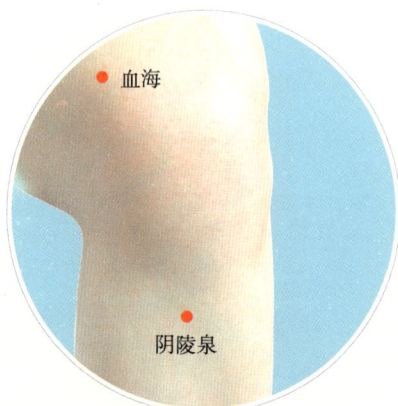

图8-5-6 阴陵泉、血海体表定位

操作

艾条悬灸，每部位悬灸5分钟，每天1次，10天为1个疗程。

第六节 子宫脱垂

概述

子宫脱垂是指子宫从正常位置沿阴道下降，宫颈外口达坐骨棘水平以下，甚至子宫全部脱出于阴道口以外。患者通常自觉腹部下坠，腰酸、走路及下蹲时更明显，严重时脱出的块物不能还纳，影响行动。子宫颈长期暴露在外会发生黏膜表面增厚、角化或发生糜烂、溃疡。患者可出现白带增多，并有时呈脓样或带血，还可出现经期紊乱，经血过多。

(病)(因)(病)(机)

本病多因脾虚气弱、中气受损而气虚下陷或先天禀赋不足、房劳伤肾等致肾虚不能固摄胞宫。

(辨)(证)(论)(治)

本病主要以子宫下移或脱出于阴道口以外，自觉有下坠感等症状为辨证要点。适宜艾灸的常见的分型有脾虚气陷和肾虚不固证。

证型	辨证要点	舌象、脉象
脾虚气陷	小腹下坠，神倦乏力，少气懒言，或带下量多、色白质稀，面色少华	舌淡，苔薄，脉缓弱
肾虚不固	小腹下坠，小便频数，腰酸腿软，头晕耳鸣	舌淡，苔薄，脉沉细

(治)(则)

补脾益肾。

治疗

◎ 处方（图 8-6-1 至图 8-6-5）

主穴：脾俞、肾俞。

随证配穴：

（1）脾虚气陷证加中脘、阳池、足三里以补气升提。

（2）肾虚不固证加气海、三阴交、太溪以补肾固脱。

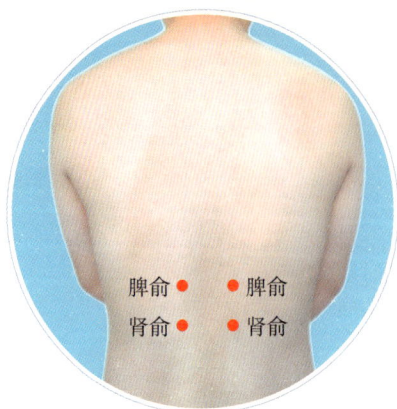

图 8-6-1　脾俞、肾俞体表定位

脾俞：在脊柱区，第 11 胸椎棘突下，后正中线旁开 1.5 寸。

肾俞：在脊柱区，第 2 腰椎棘突下，后正中线旁开 1.5 寸。

中脘：在上腹部，脐中上 4 寸，前正中线上。

气海：在下腹部，脐中下 1.5 寸，前正中线上。

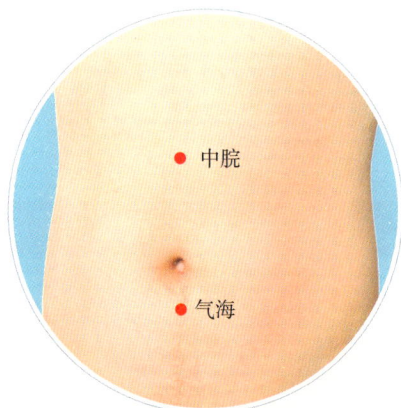

图 8-6-2　中脘、气海体表定位

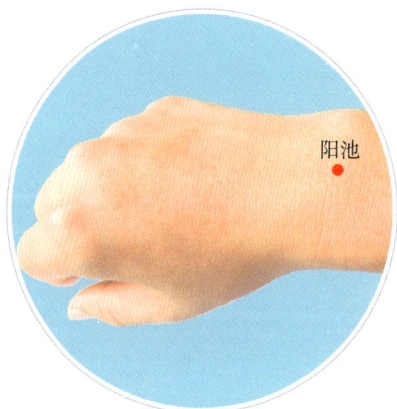

图 8-6-3　阳池体表定位

阳池：在腕后区，腕背侧远端横纹上，指伸肌腱的尺侧缘凹陷中。

足三里：在小腿外侧，犊鼻下 3 寸，犊鼻与解溪连线上。在胫骨前肌上取穴。

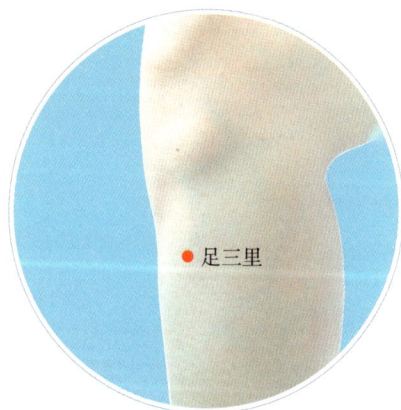

图 8-6-4　足三里体表定位

三阴交：在小腿内侧，内踝尖上 3 寸，胫骨内侧缘后际。

太溪：在踝区，内踝尖与跟腱之间的凹陷中。

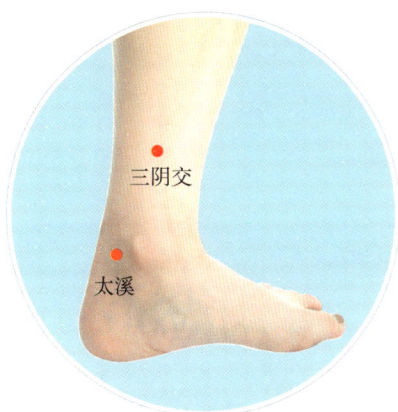

图 8-6-5　三阴交、太溪体表定位

操作

艾条悬灸，每部位悬灸 5 分钟，每天 1 次，10 天为 1 个疗程。

第七节　不孕症

概述

不孕症是指夫妇同居、有正常性生活 1 年、未避孕而未受孕者，从未怀孕者称为原发性不孕症，曾有孕产史者为继发性不孕症。同时也有男性不育和女性不孕的区别，本节主要讨论女性不孕。

病因病机

本病病因较多，临床常见病因主要有先天肾气不足、房事不节、反复流产等损伤肾气，冲任虚衰，胞脉失于温煦，不能摄精成孕；或七情内伤，肝气不舒，冲任不能相资，不能摄精成孕；或脾肾阳虚，痰湿内生，阻于胞络致不孕；或寒、热、外伤等病因致血瘀，阻滞冲任胞宫导致不孕。

辨证论治

本病临床上主要以婚后不孕为辨证要点。适宜艾灸的常见的分型有肾虚肝郁、脾虚痰湿、痰瘀互结、气滞血瘀证。

证型	辨证要点	舌象、脉象
肾虚肝郁	婚久不孕，或月经不调，量或多或少，色淡暗，有血块，善太息，烦躁易怒，胁肋胀满，腰膝酸软，头晕耳鸣，精神疲倦	舌暗红，苔薄白，脉沉弦
脾虚痰湿	婚久不孕，或月经不调，量少色淡，胸闷泛恶，带下质黏，神疲乏力，面目㿠白	舌淡胖，苔白腻，脉滑
痰瘀互结	婚久不孕，或月经不调，量少色暗，有血块，带下量多质稠，胸胁胀满，纳呆泛恶	舌暗淡胖大，有瘀斑，胎腻，脉滑或涩
气滞血瘀	婚久不孕，或月经不调，量多少不一，色紫暗，有血块，经行不畅，小腹胀痛，痛有定处，拒按，情志抑郁，胸闷不舒	舌紫暗，有瘀斑、瘀点，苔白，脉弦涩

治则

益肾调经。

治疗

🔹 **处方**（图 8-7-1 至图 8-7-5）

主穴：子宫、三阴交。

随证配穴：

（1）肾虚肝郁证加太冲、肝俞、肾俞以益肾疏肝。

（2）脾虚痰湿证加关元、阴陵泉、脾俞以健脾化湿。

（3）痰瘀互结证加中脘、血海、阴陵泉以化痰逐瘀。

（4）气滞血瘀证加血海、太冲、肝俞以行气活血。

子宫：在下腹部，脐中下4寸，前正中线旁开3寸。在胃经线与脾经线中间，横平中极。

关元：在下腹部，脐中下3寸，前正中线上。

中脘：在上腹部，脐中上4寸，前正中线上。

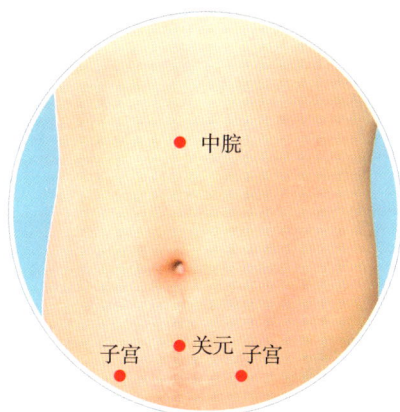
图 8-7-1 子宫至中脘体表定位

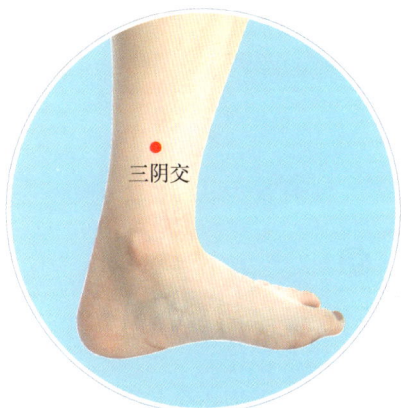
图 8-7-2 三阴交体表定位

三阴交：在小腿内侧，内踝尖上3寸，胫骨内侧缘后际。

太冲：在足背，第1、2跖骨间，跖骨底结合部前方凹陷中，或触及动脉搏动。

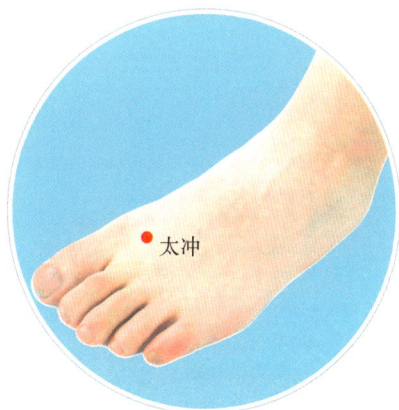
图 8-7-3 太冲体表定位

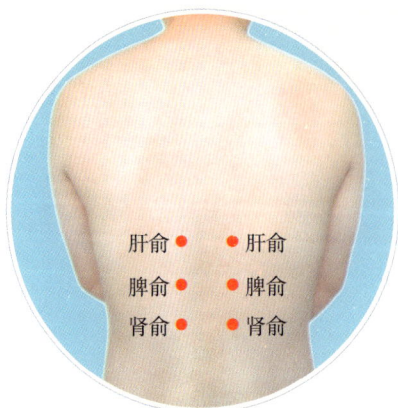

図 8-7-4　肝俞至脾俞体表定位

肝俞：在脊柱区，第 9 胸椎棘突下，后正中线旁开 1.5 寸。

肾俞：在脊柱区，第 2 腰椎棘突下，后正中线旁开 1.5 寸。

脾俞：在脊柱区，第 11 胸椎棘突下，后正中线旁开 1.5 寸。

血海：在股前区，髌底内侧端上 2 寸，股内侧肌隆起处。

阴陵泉：在小腿内侧，胫骨内侧髁下缘与胫骨内侧缘之间的凹陷中。

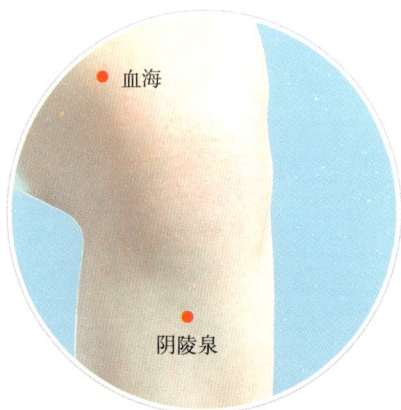

図 8-7-5　血海、阴陵泉体表定位

操作

艾条悬灸，每部位悬灸 5 分钟，每天 1 次，10 天为 1 个疗程。

第九章　儿科疾病

第一节　小儿遗尿

概述

小儿遗尿是指年满 5 岁以上，具有正常排尿功能的小儿，在睡眠中小便不能自行控制。偶因疲劳或饮水过多而遗尿者，不作病态论。

病因病机

本病的发生多由禀赋不足、病后体弱，导致肾气不足，下元虚冷，膀胱约束不力；或病后脾肺气虚，水道制约无权，因而发生遗尿。病变部位主要在肾，病变性质以虚症为主。

辨证论治

本病临床上以夜间没有自主控制的排尿，轻者几天一次，重者每夜 1~2 次或更多。根据兼证的不同可以分为肾气亏虚和脾肺气虚证，均适合艾灸治疗。

证型	辨证要点	舌象、脉象
肾气亏虚	白天小便亦多，甚至难以控制，面色㿠白，精神疲惫，肢冷畏寒，智力迟钝，腰腿乏力	舌淡，脉沉细

证型	辨证要点	舌象、脉象
脾肺气虚	白天小便频而量少，劳累后遗尿加重，面白，气短，食欲不振，大便溏薄	舌淡，苔白，脉细无力

治则

健脾益气，温肾固摄。

治疗

处方（图 9-1-1 至图 9-1-5）

主穴：关元、中极、膀胱俞、三阴交。

随证配穴：

（1）肾气亏虚证加肾俞、命门以补肾阳，填精气。

（2）脾肺气虚证加肺俞、脾俞、足三里以补肺健脾。

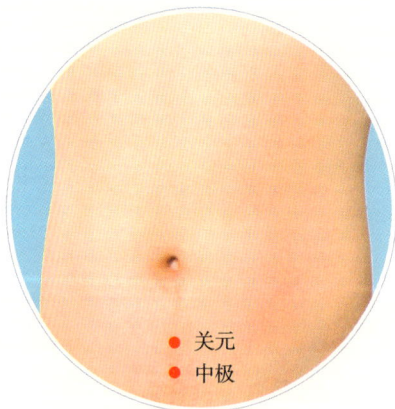

关元：在下腹部，脐中下 3 寸，前正中线上。

中极：在下腹部，脐中下 4 寸，前正中线上。

● 关元
● 中极

图 9-1-1　关元、中极体表定位

膀胱俞：在骶区，横平第2骶后孔，骶正中嵴旁开1.5寸，横平次髎。

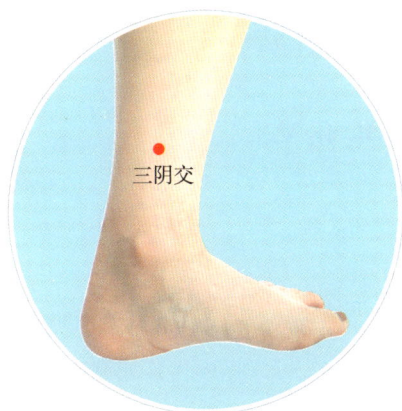

图 9-1-3　三阴交体表定位

肾俞：在脊柱区，第2腰椎棘突下，后正中线旁开1.5寸。

命门：在脊柱区，第2腰椎棘突下凹陷中，后正中线上。

肺俞：在脊柱区，第3胸椎棘突下，后正中线旁开1.5寸。

脾俞：在脊柱区，第11胸椎棘突下，后正中线旁开1.5寸。

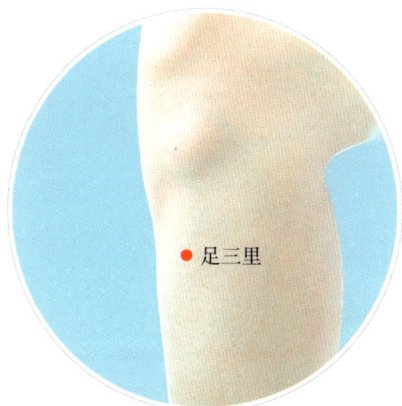

图 9-1-5　足三里体表定位

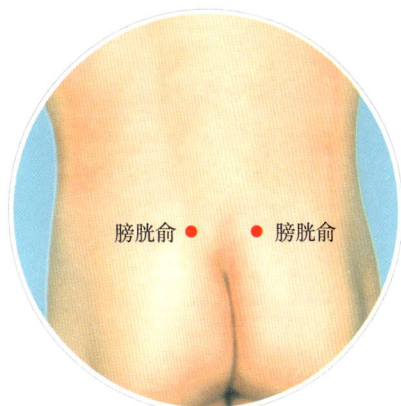

图 9-1-2　膀胱俞体表定位

三阴交：在小腿内侧，内踝尖上3寸，胫骨内侧缘后际。

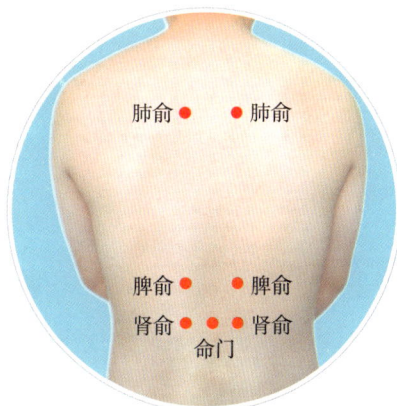

图 9-1-4　肾俞至脾俞体表定位

足三里：在小腿外侧，犊鼻下3寸，犊鼻与解溪连线上。在胫骨前肌上取穴。

操作

艾条悬灸，每部位悬灸 5 分钟，每天 1 次，10 天为 1 个疗程。（小儿喜动而恶静，一般情况下以艾条悬灸为主，以防烫伤。）

第二节　小儿疳积

概述

疳积是"疳"和"积"的总称，"疳"者是指由喂养不当或多种疾病影响导致脾胃受损，气液耗伤而形成的一种慢性疾病，临床上以形体消瘦、面色无华，毛发干枯，精神萎靡或饮食异常为特征。"积"者是由乳食内积，脾胃受损而引起的胃肠疾病，临床以腹泻或便秘、呕吐、腹胀为主要症状。"积"证与"疳"证有密切联系，若伤于乳食，经久不愈，可发展为"积"，积久不化，迁延不愈，可转化为"疳"。二者名异而源一，病情有轻重深浅不同，因二者均多发生于 5 岁以下小儿，故统称小儿疳积。

病因病机

本病多由乳食无度，饮食不节，或过食生冷肥甘及难消化的食物，壅滞中焦，损伤脾胃，导致脾胃运化失司，气机升降失常，不能消磨水谷而形成积滞，乳食精微无从运化，脏腑肢体失养，身体日渐羸瘦，气阴耗损而成疳积。

辨证论治

本病临床上以食欲不振，精神疲惫，胃脘胀满或疼痛，形体羸瘦，面色萎黄，毛发稀疏或干枯为辨证要点，根据病情的轻重可分为脾胃气虚和脾虚食积证，均适合艾灸治疗。

证型	辨证要点	舌象、脉象
脾胃气虚	精神疲惫，面色萎黄，气虚乏力，少动懒言，食欲不振	舌淡胖，脉沉细
脾虚食积	形体消瘦，困倦乏力，夜卧不安，不思饮食，腹满喜俯卧，大便溏稀，夹有乳食残渣	舌淡红，苔白腻，脉细滑

治 则

健脾益胃，消疳化积。

治 疗

处方（图 9-2-1 至图 9-2-3）

主穴：中脘，下脘，足三里，天枢

随证配穴：

（1）脾胃气虚证加脾俞、胃俞、气海、关元以强健脾胃，补中益气。

（2）脾虚食积证加脾俞、胃俞、腹结以健脾胃，化食积。

中脘：在上腹部，脐中上 4 寸，前正中线上。

下脘：在上腹部，脐中上 2 寸，前正中线上。

天枢：在腹部，横平脐中，前正中线旁开 2 寸。

气海：在下腹部，脐中下 1.5 寸，前正中线上。

关元：在下腹部，脐中下 3 寸，前正中线上。

腹结：在下腹部，脐中下 1.3 寸，前正中线旁开 4 寸。

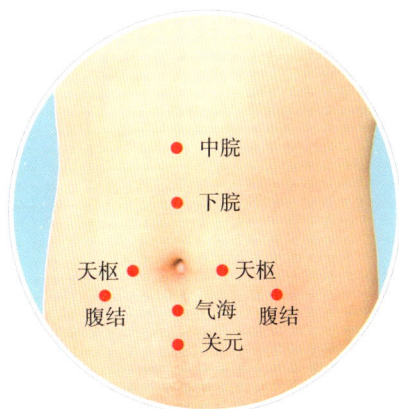

图 9-2-1　中脘至腹结体表定位

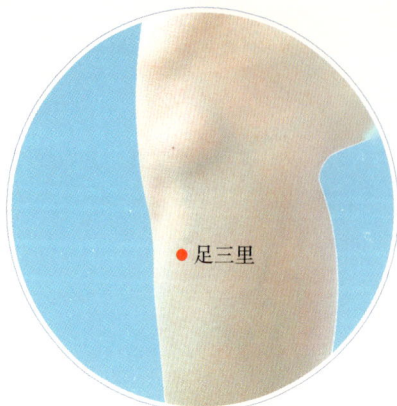

足三里：在小腿外侧，犊鼻下3寸，犊鼻与解溪连线上。在胫骨前肌上取穴。

图 9-2-2　足三里体表定位

脾俞：在脊柱区，第11胸椎棘突下，后正中线旁开1.5寸。

胃俞：在脊柱区，第12胸椎棘突下，后正中线旁开1.5寸。

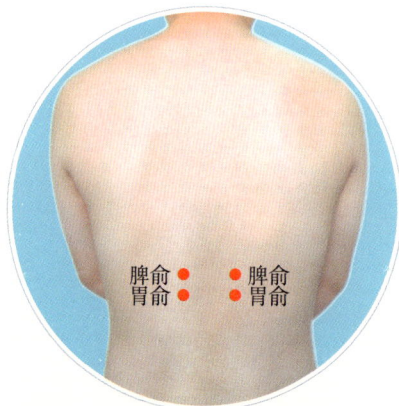

图 9-2-3　脾俞、胃俞体表定位

⊙ 操作

艾条悬灸，每部位悬灸5分钟，每天1次，10天为1个疗程。

第十章

五官皮肤科疾病

第一节　鼻炎

概述

　　鼻炎以阵发性鼻痒，连续喷嚏，鼻塞，流鼻涕为主要症状，伴有失嗅、眼痒、咽喉痒等症，西医学一般分为急性、慢性、过敏性三种类型。

病因病机

　　中医认为鼻炎多因肺、脾、肾三脏正气虚损，感受风寒或异气而诱发，故温煦肺、脾、肾三脏阳气，即可使鼻部虚寒自散，从而涕消而嚏止。

辨证论治

　　本病以阵发性鼻痒，连续喷嚏，鼻塞，流鼻涕为诊断要点，临床上根据兼证的不同可以分为肺虚感寒、脾气虚弱、肾阳亏虚和少阳火郁证，均适宜艾灸治疗。

证型	辨证要点	舌象、脉象
肺虚感寒	常因感受风冷异气发病，恶风寒，面白，气短，咳嗽，咯痰色白	苔薄白，脉浮
脾气虚弱	鼻痒而喷嚏连作，清涕量多，四肢乏力，大便溏薄，鼻黏膜色淡红	舌淡，苔白，脉细弱

证型	辨证要点	舌象、脉象
肾阳亏虚	鼻痒，鼻塞，喷嚏较多，遇风冷则易发作，畏寒肢冷，小便清长，大便溏薄，鼻黏膜淡白，鼻甲水肿	舌淡，苔白，脉沉细
少阳火郁	鼻痒，喷嚏伴口干苦，咽痒，咳嗽，季肋部不适感；心烦易怒，鼻孔灼热，鼻黏膜充血肿胀	舌质红，苔黄，脉弦数

治则

温阳散寒。

治疗

处方（图 10-1-1 至图 10-1-8）

主穴：迎香、风池、印堂、百会、大椎、足三里。

随证配穴：

（1）肺虚感寒证加肺俞以补肺益气。

（2）脾气虚弱证加脾俞、气海以补气健脾。

（3）肾阳亏虚证加肾俞、命门、关元以温肾助阳。

（4）少阳火郁证加外关、阳陵泉、太冲以和解少阳，疏肝解郁。

迎香：在面部，鼻翼外缘中点旁，鼻唇沟中。
印堂：在头部，两眉毛内侧端中间的凹陷中。

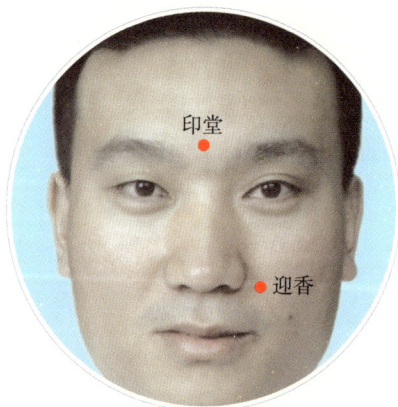

图 10-1-1　迎香、印堂体表定位

风池：在颈后区，枕骨之下，胸锁乳突肌上端与斜方肌上端之间凹陷中。

大椎：在脊柱区，第7颈椎棘突下凹陷中，后正中线上。

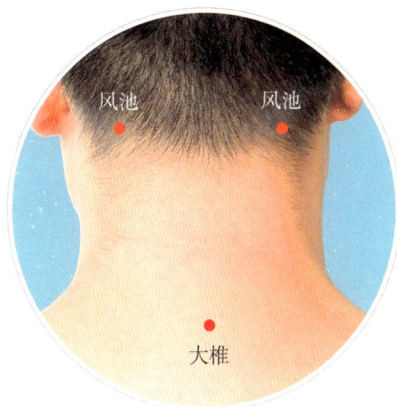

图 10-1-2　风池、大椎体表定位

百会：在头部，前发际正中直上5寸。

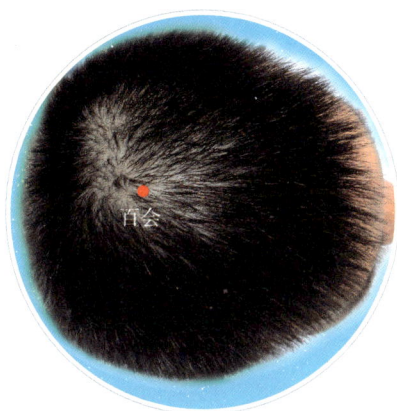

图 10-1-3　百会体表定位

足三里：在小腿外侧，犊鼻下3寸，犊鼻与解溪连线上。在胫骨前肌上取穴。

阳陵泉：在小腿外侧，腓骨头前下方凹陷中。

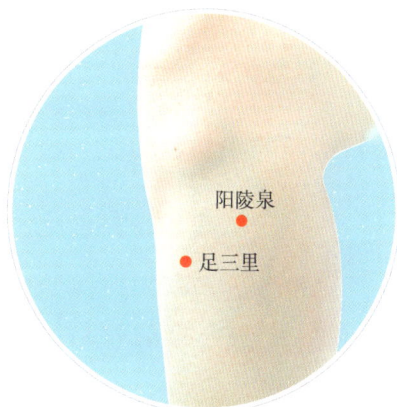

图 10-1-4　足三里、阳陵泉体表定位

肺俞：在脊柱区，第3胸椎棘突下，后正中线旁开1.5寸。

脾俞：在脊柱区，第11胸椎棘突下，后正中线旁开1.5寸。

肾俞：在脊柱区，第2腰椎棘突下，后正中线旁开1.5寸。

命门：在脊柱区，第2腰椎棘突下凹陷中，后正中线上。

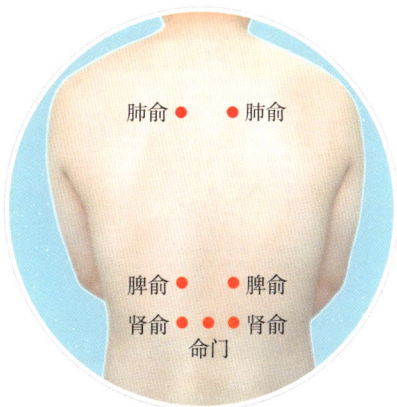

图 10-1-5　肺俞至命门体表定位

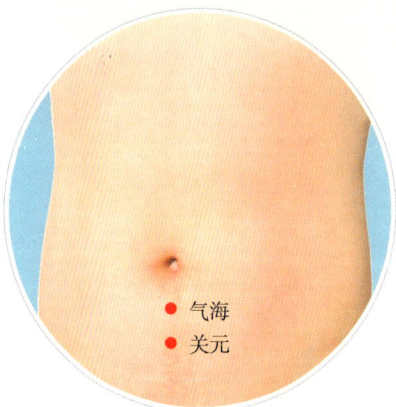

图 10-1-6　气海、关元体表定位

气海：在下腹部，脐中下 1.5 寸，前正中线上。

关元：在下腹部，脐中下 3 寸，前正中线上。

外关：在前臂后区，腕背侧远端横纹上 2 寸，尺骨与桡骨间隙中点。

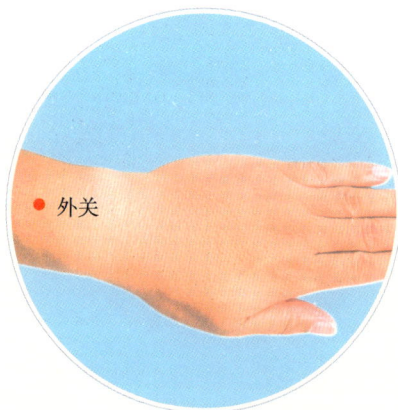

图 10-1-7　外关体表定位

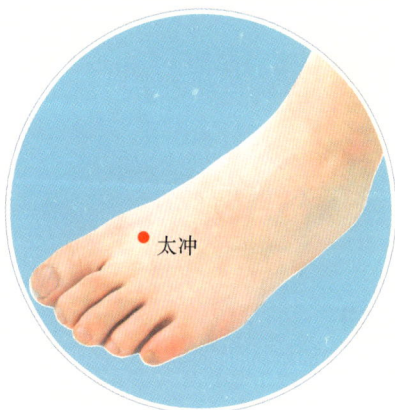

图 10-1-8　太冲体表定位

太冲：在足背，第 1、2 跖骨间，跖骨底结合部前方凹陷中，或触及动脉搏动。

操作

少阳火郁证诸穴采用雀啄灸，每穴 10~30 次；其余证型诸穴采用艾条悬灸，每部位悬灸 5 分钟。每天 1 次，10 天为 1 个疗程。

第二节 牙痛

概述

　　牙痛是指各种原因引起牙齿疼痛为表现的口腔疾患。中医将其归属于"牙宣""骨槽风"范畴。西医多见于龋齿、牙髓炎、牙周炎、牙根炎等各种牙科病症。

病因病机

　　本病的发生外因多责之于风袭经络，内因多责之于肾、胃、大肠。风邪外袭经络，阳明郁闭而化火循经上炎发为牙痛；齿为骨之余，骨由肾所主，肾阴亏虚，阴虚火旺，虚火上炎发为牙痛；食入过多冷、热、酸、甜刺激之物后，存垢留秽，蚕食齿骨可引发或加重牙痛。

辨证论治

　　本病临床上以牙齿疼痛或牙龈肿痛为辨证要点，其中适宜艾灸的分型为风热上炎、肾精亏虚证和胃火燔盛证。

证型	辨证论治	舌象、脉象
风热上炎	牙龈作痛、出血，口气热臭，渴喜冷饮，大便干结。牙龈红肿疼痛，溢出脓血	舌红，苔黄，脉浮数
肾精亏虚	牙龈作痛、萎缩，牙根松动，牙龈黏膜微红肿；或有头晕，耳鸣，腰膝酸软	舌红少津，苔薄，脉细数
胃火燔盛	牙龈作痛、出血，口气热臭，渴喜冷饮，大便秘结，牙龈红肿疼痛，溢出脓血	舌红，苔糙黄，脉数有力

㊙则

活血温经止痛。

治疗

🔵 **处方**（图 10-2-1 至图 10-2-5）

主穴：颊车、合谷、阳溪。

随证配穴：

（1）风热上炎证加风池以祛风泻火，温经止痛。

（2）肾精亏虚证加太溪以滋阴补肾，温经止痛。

（3）胃火燔盛证加内庭以平胃泻火，温经止痛。

颊车：在面部，下颌角
前上方一横指（中指）。

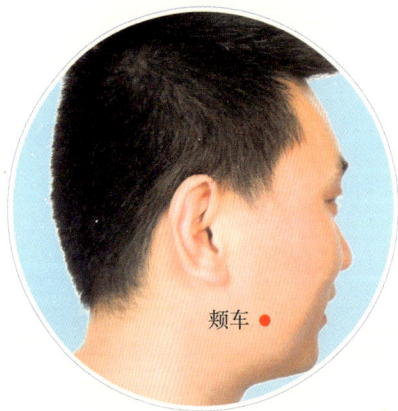

图 10-2-1　颊车体表定位

合谷：在手背，第 2 掌骨桡侧的中
点处。

阳溪：在腕区，腕背侧横纹桡侧，
桡骨茎突远端，拇长伸肌腱与拇短伸肌
腱之凹陷中。

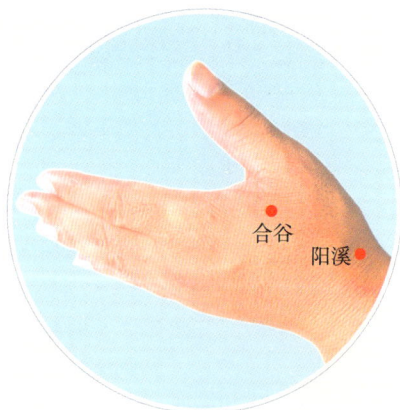

图 10-2-2　合谷、阳溪体表定位

风池：在颈后区，枕骨之下，胸锁乳突肌上端与斜方肌上端之间凹陷中。

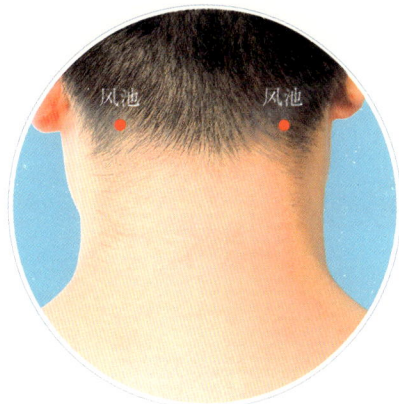

图 10-2-3　风池体表定位

太溪：在踝区，内踝尖与跟腱之间的凹陷中。

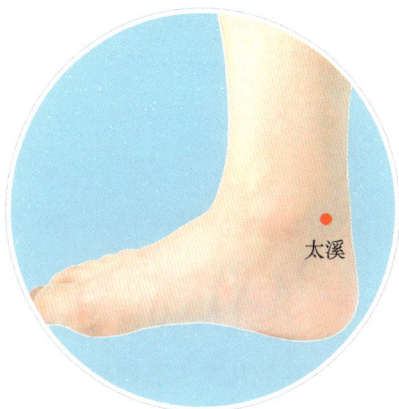

图 10-2-4　太溪体表定位

内庭：在足背，第 2、3 趾间，趾蹼缘后方赤白肉际处。

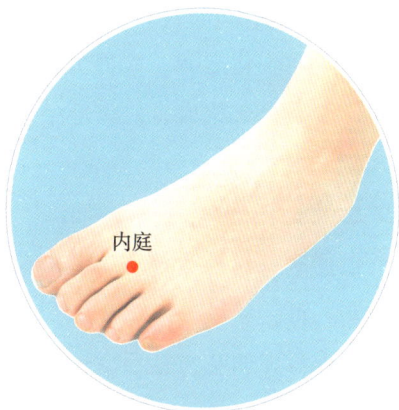

图 10-2-5　内庭体表定位

操作

风热上炎证、胃火燔盛证诸穴采用雀啄灸，每穴 10~30 次；阳溪穴采用艾炷隔蒜灸，每次施灸 5~8 壮，肾精亏虚证诸穴位采用艾条悬灸，每部位悬灸 5 分钟。每天 1 次，10 天为 1 个疗程。

第三节　耳鸣

概述

　　耳鸣是听觉系统出现异常的病症，多以自觉耳内鸣响为主症，迁延不愈可出现听力严重减退甚至听力丧失，最后演变为耳聋。西医学上认为耳鸣是以患者自觉耳中或头颅鸣响而周围环境中并无相应声源为突出症状的疾病，多缘于内耳类疾病、药物性听神经受损或先天性听力障碍。

病因病机

　　本病的外因多责之于风热侵袭耳窍，内因多责之于肝、胆、肾、脾、胃。肾开窍与耳，肾精亏虚，不能上濡于耳，可发为耳鸣；耳为少阳经所过，七情不节，肝胆风火上炎，少阳枢机闭塞，可发为耳鸣；脾胃为后天之本，为气血生化之源，濡养五官诸窍，脾胃失司则使耳窍失养则失灵，脾虚生痰，痰瘀日久化火，痰火郁结于耳，亦可发为耳鸣。

辨证论治

　　根据病人年龄、体质、起病缓急、耳鸣声音大小以及伴随症状等方面分为虚实二证，实证耳鸣多见于风热侵袭、肝火上扰和痰火郁结证；虚症耳鸣多见于脾胃虚弱和肾精亏虚证，均适宜艾灸治疗。

证型	辨证要点	舌象、脉象
风热侵袭	耳鸣初起，可伴耳内堵塞感或听力下降；或伴有鼻塞、流涕、头痛、咳嗽等症	舌质稍红，苔薄黄或薄白，脉浮数
肝火上扰	耳鸣起病或加重与情绪急躁或恼怒有关；口苦、咽干、面红目赤，尿黄，便秘，胸胁胀痛，头痛或眩晕	舌红苔黄，脉弦数

证型	辨证要点	舌象、脉象
痰火郁结	耳鸣，耳中胀闷，头重如裹，胸脘满闷，咳嗽痰多，口苦，或口淡，大便不爽	舌质红，苔黄腻，脉滑数
脾胃虚弱	耳鸣起病或加重多与劳累有关，或在下蹲站起时加重，倦怠乏力，少气懒言，面色无华，纳呆，腹胀，便溏	舌质淡，苔薄白，脉细弱
肾精亏虚	耳鸣日久，腰膝酸软，头晕眼花，发脱或齿摇，夜尿频多，性功能减退，潮热盗汗或畏寒肢冷	舌质淡或嫩红，脉虚弱或细数

治则

温通经脉，行气活血。

治疗

处方（图 10-3-1 至图 10-3-10）

主穴：听宫、翳风。

随证配穴：

（1）风热侵袭证加合谷、风池以疏风清热。

（2）肝火上扰证加中渚、侠溪以清肝泻火。

（3）痰火郁结证加丰隆、风池以清热化痰。

（4）脾胃虚弱证加气海、足三里以健脾益气。

（5）肾精亏虚证加肾俞、三阴交以补肾填精。

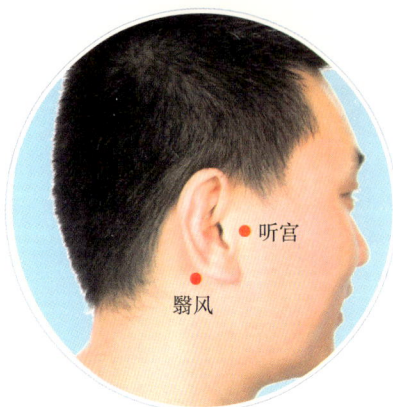

图 10-3-1 听宫、翳风体表定位

听宫：在面部，耳屏正中与下颌骨髁状突之间的凹陷中。微张口，在耳屏正中前缘凹陷中。

翳风：在颈部，耳垂后方，乳突下端前方凹陷中。

合谷：在手背，第 2 掌骨桡侧的中点处。

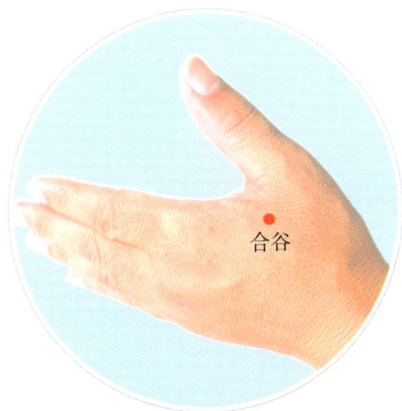

图 10-3-2 合谷体表定位

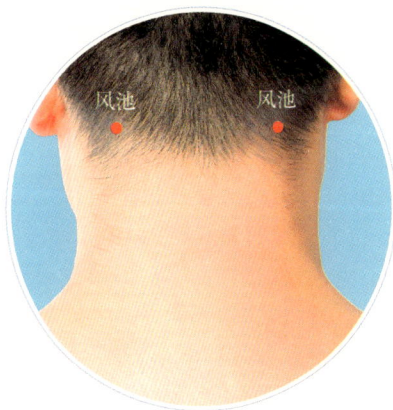

图 10-3-3 风池体表定位

风池：在颈后区，枕骨之下，胸锁乳突肌上端与斜方肌上端之间凹陷中。

中渚：在手背，第 4、5 掌骨间，第 4 掌指关节近端凹陷中。

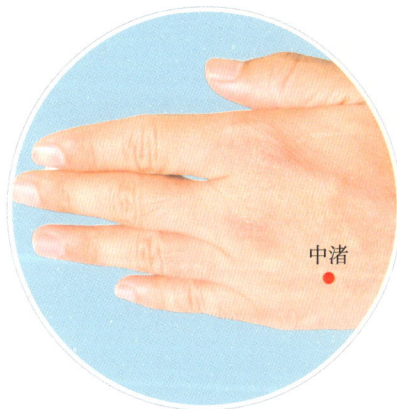

图 10-3-4 中渚体表定位

侠溪：在足背，第 4、5 跖间，趾蹼缘后方赤白肉际处。

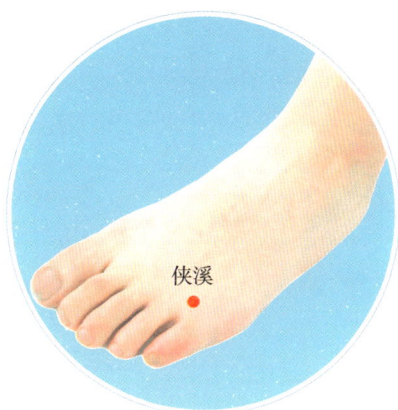

图 10-3-5　侠溪体表定位

丰隆：在小腿外侧，外踝尖上 8 寸，胫骨前肌的外缘。在犊鼻与解溪连线的中点，条口外侧一横指处。

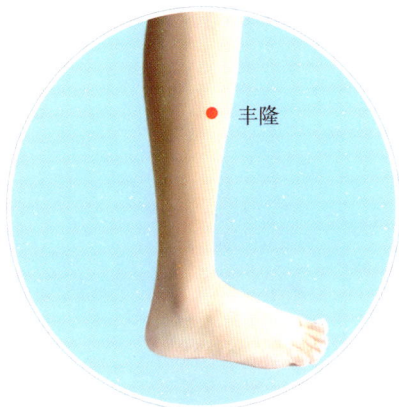

图 10-3-6　丰隆体表定位

气海：在下腹部，脐中下 1.5 寸，前正中线上。

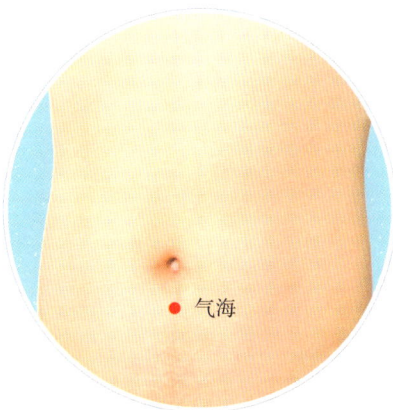

图 10-3-7　气海体表定位

足三里：在小腿外侧，犊鼻下 3 寸，犊鼻与解溪连线上。在胫骨前肌上取穴。

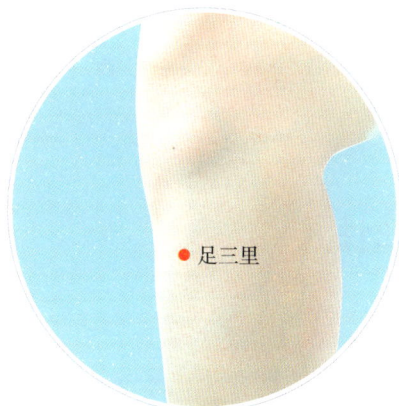

图 10-3-8　足三里体表定位

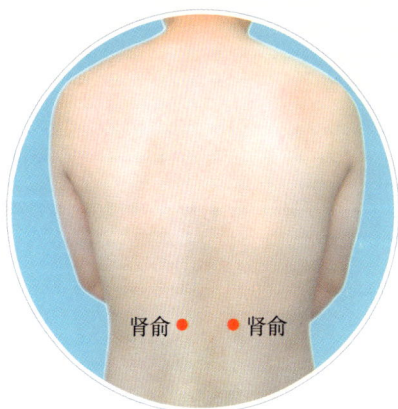

肾俞：在脊柱区，第2腰椎棘突下，后正中线旁开1.5寸。

图 10-3-9　肾俞体表定位

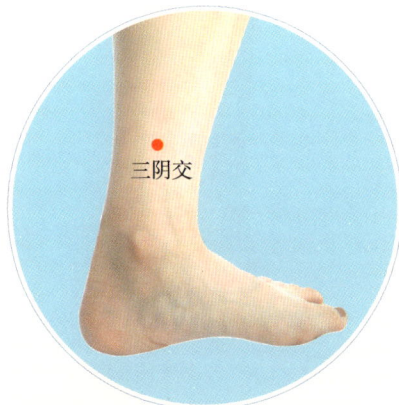

图 10-3-10　三阴交体表定位

三阴交：在小腿内侧，内踝尖上3寸，胫骨内侧缘后际。

☺ 操作

肝火上扰证、痰火郁结证诸穴采用雀啄灸，每穴 10~30 次；其余证型诸穴采用艾条悬灸，每部位悬灸 5 分钟。每天 1 次，10 天为 1 个疗程。

第四节　神经性皮炎

概述

神经性皮炎是一种皮肤功能失调所致的肥厚性皮肤病，又称为慢性单纯性苔藓，通常以皮肤革化和阵发性剧痒为特征，皮损多融合成片，搔抓后皮损肥厚，皮沟加深，多见于成年人。本病属于中医学"顽癣"范畴。

病因病机

本病可因风湿热之邪阻滞肌肤，加之外来刺激所引起；或因病久耗伤阴液，营血不足，血虚生风生燥，皮肤失去濡养而成；或因肝火郁滞，情志不遂，郁闷不舒，或紧张劳累，心火上炎，以致气血运行失常，凝滞肌肤，每而诱发。

辨证论治

临床以阵发性剧烈瘙痒和皮肤苔藓样变为主证，好发于颈项、眼睑、四肢伸侧、外阴、骶尾等部位，根据皮损性质、伴随症状不同，分为肝郁化火、湿热蕴肤和血虚风燥证，均适宜艾灸治疗。

证型	辨证要点	舌象、脉象
肝郁化火	皮疹色红，伴心烦易怒，失眠多梦，眩晕，心悸，口苦咽干	舌边尖红，脉弦数
湿热蕴肤	皮损呈淡褐色片状，粗糙肥厚，剧痒时作，夜间尤甚	舌淡红，苔薄白或腻，脉濡缓
血虚风燥	皮损色淡或灰白，状如枯木，肥厚粗糙，心悸怔忡，失眠健忘，女子月经不调	舌淡，苔薄，脉沉细

治则

温通气血，燥湿止痒。

治疗

○ **处方**（图 10-4-1 至图 10-4-7）

主穴： 阿是穴（局部皮损）、曲池、合谷。

随证配穴：

（1）肝郁化火证加太冲、行间、侠溪以疏肝理气，清肝泻火。

（2）湿热蕴肤证加阴陵泉、风门、肺俞、三阴交以祛风利湿，清热止痒。

（3）血虚风燥证加足三里、三阴交、血海、膈俞以养血润燥，息风止痒。

曲池： 在肘区，尺泽与肱骨外上髁连线的中点处。

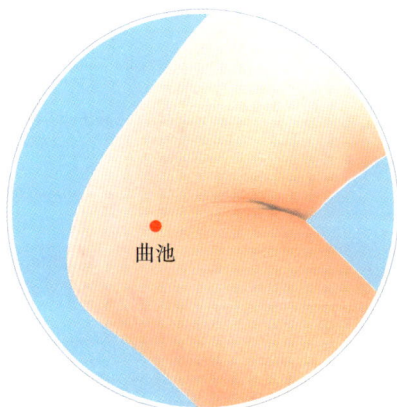

图 10-4-1　曲池体表定位

合谷： 在手背，第 2 掌骨桡侧的中点处。

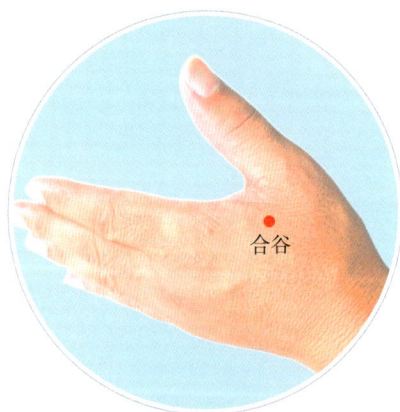

图 10-4-2　合谷体表定位

太冲：在足背，第1、2跖骨间，跖骨底结合部前方凹陷中，或触及动脉搏动。

行间：在足背，第1、2趾之间，趾蹼缘的后方赤白肉际处。

侠溪：在足背，第4、5趾间，趾蹼缘后方赤白肉际处。

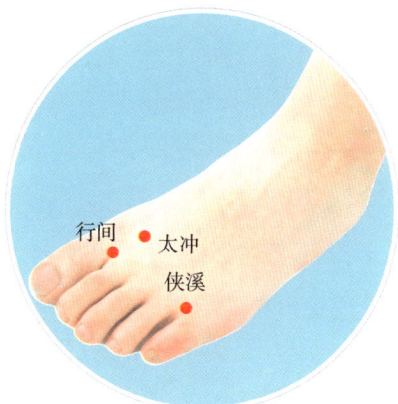

图 10-4-3　太冲至侠溪体表定位

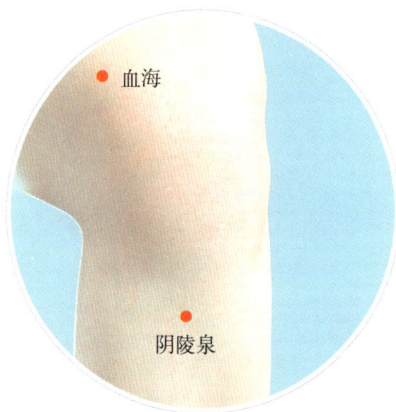

图 10-4-4　阴陵泉、血海体表定位

阴陵泉：在小腿内侧，胫骨内侧髁下缘与胫骨内侧缘之间的凹陷中。

血海：在股前区，髌底内侧端上2寸，股内侧肌隆起处。

风门：在脊柱区，第2胸椎棘突下，后正中线旁开1.5寸。

肺俞：在脊柱区，第3胸椎棘突下，后正中线旁开1.5寸。

膈俞：在脊柱区，第7胸椎棘突下，后正中线旁开1.5寸。

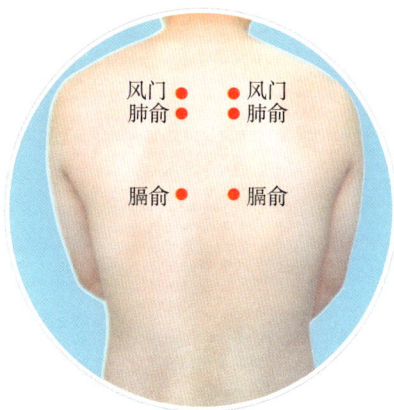

图 10-4-5　风门至膈俞体表定位

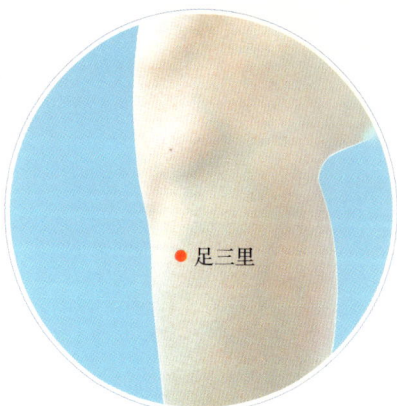

足三里：在小腿外侧，犊鼻下3寸，犊鼻与解溪连线上。在胫骨前肌上取穴。

图 10-4-6　足三里体表定位

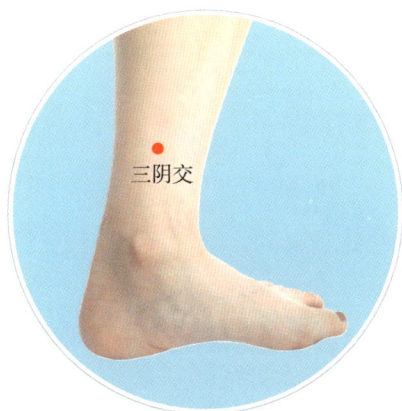

三阴交：在小腿内侧，内踝尖上3寸，胫骨内侧缘后际。

图 10-4-7　三阴交体表定位

操作

　　肝郁化火证、湿热蕴肤证诸穴采用雀啄灸，每穴10~30次；血虚风燥证采用艾条悬灸，每部位悬灸5分钟，直至皮肤潮红、发热为度。每天1次，10天为1个疗程。

第十一章

养生保健

一、神阙

神阙穴别称脐中、气舍、气合。属任脉。《医学入门》记载："凡一年四季各熏一次，元气坚固，百病不生。"

功效： 温补元阳，扶正固本，回阳固脱。

施灸方法： 现常用隔姜灸、隔盐灸、艾条温和灸。施灸时间 10~15 分钟。

神阙：在脐中部，脐中央。

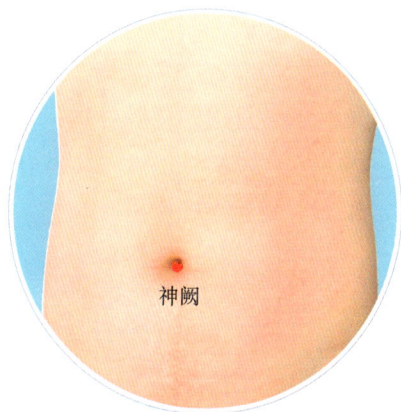

神阙

图 11-1　神阙体表定位

二、气海

气海是针灸保健要穴，又名脖胦，《灵枢·九针十二原》曰："肓之原，出于脖胦，脖胦一"，属任脉。《铜人腧穴针灸图经》载："气海者，是男子生气之海也。"

功效： 培补元气，益肾固精，补益回阳，延年益寿。

施灸方法： 多用温和灸、隔姜灸、隔附子灸。每次施灸 15~30 分钟，每天 1 次，10 天为一疗程。也可每周施灸 1~2 次，长期应用。

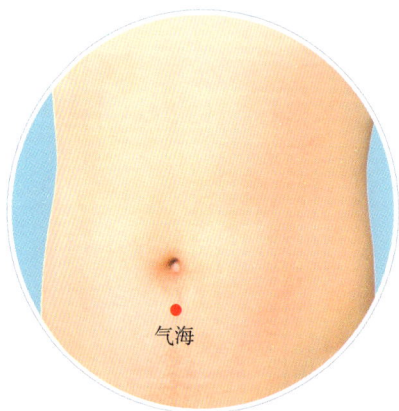

气海：位于下腹部，前正中线上，当脐中下 1.5 寸。

图 11-2　气海体表定位

三、关元

关元又名丹田，任脉之穴，是人体重要补穴之一。《扁鹊心书》记载："人至三十，可三年一灸，脐下三百壮；六十，可一年一灸，脐下三百壮"。

功效： 壮元调气、温肾固本、补气回阳。

施灸方法： 多用温和灸、隔姜灸。每次施灸 15~30 分钟，长期应用。

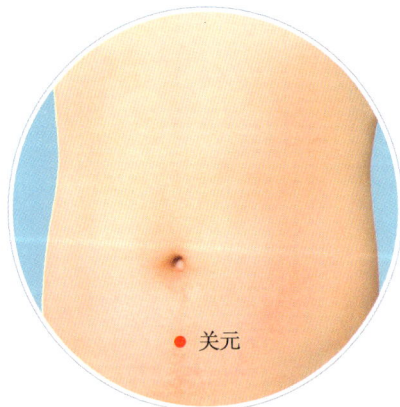

关元：在下腹部，脐中下 3 寸，前正中线上。

图 11-3　关元体表定位

四、足三里

足三里具有强壮作用，为保健要穴。《医说》中载："若要安，三里莫要干。"《外台秘要》说："凡人年三十以上，若不灸三里，令人气上眼暗。"

功效：理脾胃、调营血、补虚损，升发胃气。

施灸方法：可采用温和灸或瘢痕灸。每次 10~15 分钟，隔日施灸 1 次，每月灸 10 次即可。老年人可于每日临睡前 30 分钟左右施灸。

足三里：在小腿外侧，犊鼻下 3 寸，犊鼻与解溪连线上，在胫骨前肌上取穴。

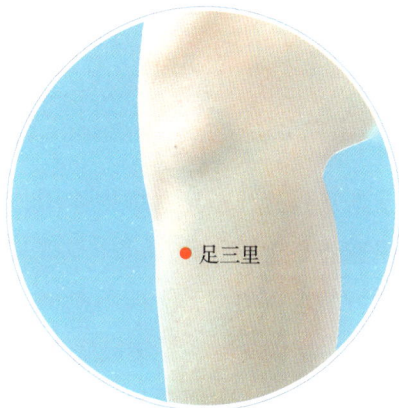

● 足三里

图 11-4 足三里体表定位

五、命门

命门穴别称"属累"，督脉之穴，在第 2 腰椎之下，与脐相对，其气与肾通，是生命之根本，是维护生命的门户。《类经图翼》记载："若年二十以上者，灸恐绝子。"

功效：培元固本、补肾固精。

施灸方法：使用温和灸，施灸 30 分钟。

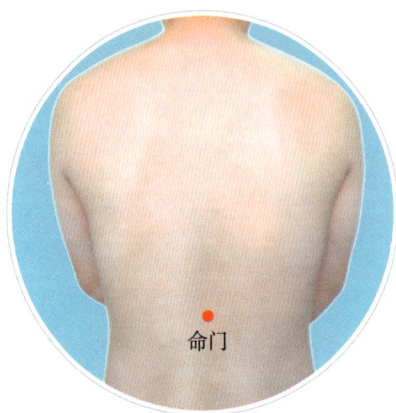

命门：在脊柱区，第2腰椎棘突下凹陷中，后正中线上。

图 11-5　命门体表定位

六、膏肓

本穴具有补益全身虚损作用，常灸此穴有强身保健、预防疾病的作用。孙思邈《备急千金要方》曰："时人拙，不能求得此穴，所以宿疴难遣，若能用心方便求得灸之，无疾不愈矣。"《针灸大成》引《医学入门》云："（灸膏肓穴）主治阳气亏弱，诸风痼冷……"

施灸方法：常用温和灸。古有"灸至百壮千壮"之说，现常灸30分钟。

功效：扶阳固卫，调和全身气血。

膏肓：在脊柱区，第4胸椎棘突下，后正中线旁开3寸。

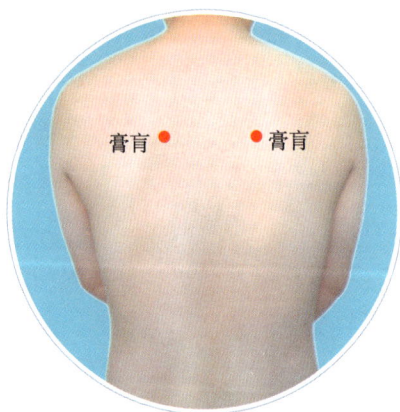

图 11-6　膏肓体表定位